LILITH
VAN LEUWEN

FLR

… ich möchte dich auf Händen tragen

ROMAN

© 2017 Lilith van Leuwen

Lektorat: Ursula Hahnenberg, www.ursula-hahnenberg.de
Satz & Layout: PCS BOOKS · www.pcs-books.de
Covergestaltung: OOOGRAFIK · www.ooografik.de
Fotos/Grafiken: #102054889 | Urheber: Marina P.;
#90304175 | Urheber: hellokisdottir, alle www.fotolia.de

Druck und Verlagsdienstleister: tredition GmbH,
Halenreie 40-44, 22359 Hamburg · www.tredition.de
Autor: Lilith van Leuwen

1. Auflage (August 2017)
2. Auflage (Mai 2018)

978-3-7469-4089-2 (Paperback)
978-3-7469-4090-8 (Hardcover)
978-3-7469-4091-5 (e-Book)

Für alle Frauen,
die die Zwangsjacke des „guten Mädchens"
abgeworfen haben oder daran arbeiten,
weil sie erkannt haben,
dass man den „Himmel" erst finden kann,
wenn man vorher überall war.

Für alle,
die neugierig sind auf Beziehungsexperimente
und neue erotische und sexuelle Erfahrungen,
und die erleben wollen, wie es ist,
wirklich auf Händen getragen zu werden.

Für alle Männer, die erkannt haben,
dass das alte Modell nicht mehr funktioniert,
und die auf der Suche sind nach einem,
das funktionieren kann.

Und für alle,
die offen sind für eine Beziehungskorrektur.

Es kann funktionieren,
nur anders als bisher
und in jedem Fall anders,
als man je gedacht hätte.

Inhaltsverzeichnis

Prolog	9
Kapitel 1 – Kuscheln	12
Kapitel 2 – Tantra	18
Kapitel 3 – Strapse	23
Kapitel 4 – Latex	28
Kapitel 5 – Rolf	38
Kapitel 6 – Die Schwelle zum Labyrinth	47
Intermezzo – Vertrag	57
Kapitel 7 – Durchbruch	64
Kapitel 8 – FLR	73
Kapitel 9 – Schluss mit Hin und Her	86
Intermezzo – Alles darf sein	96
Kapitel 10 – Alltagstauglich?	98
Intermezzo – Sub subtil	105
Kapitel 11 – Boutique Érotique	109
Intermezzo – Diener-Modus / Herrin-Modus	115
Kapitel 12 – Lady-Stammtisch	117
Intermezzo – Wie definiert man FLR?	123
Kapitel 13 – Schwanzsteuer	125
Intermezzo – Autonomie abgeben?	133
Kapitel 14 – Stammtisch	134
Intermezzo – Wie bringt Frau es an den Mann?	144
Kapitel 15 – Brennnesseln und Windeln	150
Intermezzo – Unbehagen	158
Kapitel 16 – Topping from the bottom	159
Intermezzo – Der Kick	173
Kapitel 17 – Schweinereien	175

Intermezzo – Sub-Ängste 180
Kapitel 18 – For Ladys only 183
Intermezzo – Problemlösungen 188
Kapitel 19 – Hotel-Session 191
Intermezzo – Wesen der FLR 202
Kapitel 20 – Stammtisch 3 206
Intermezzo – Alte Muster 213
Kapitel 22 – Lady Leona 215
Intermezzo – E-Book 226
Kapitel 23 – Weibliche Ejakulation? 231
Kapitel 24 – Stammtisch 235
Intermezzo – Rückblick 241
Kapitel 25 – Fazit 243
Essenz 245
Noch ein paar persönliche Gedanken
zu dem komplizierten Mann-Frau-Ding 246
Erklärung 251
Buchempfehlungen / Netzadressen 251
Danksagung 253
Die Autorin 255

Prolog

Und dann war Schicht im Schacht. Mir war plötzlich alles klar: Mein Leben war mit neunundvierzig Jahren zu Ende, jetzt brauchte ich nur noch darauf zu warten, dass das Alter mir die Tür zum Tod öffnete ... Und dann ... pft ... aus!

Doch es kam alles anders.

Meine Seele wurde kurz vor dem Absturz aufgefangen: „Du hast ja überhaupt noch nicht gelebt", erklärte ich meinem Spiegelbild, das mit großen Augen zurückstarrte, „du hast immer nur gemacht, was von dir erwartet wurde. Merkst du was? Himmel noch mal! Das darf doch nicht wahr sein!"

Es durfte nicht wahr sein! Wahrhaftig nicht!

Nachdenklich schaute ich in dieses Gesicht, das mir so vertraut war und plötzlich jemand anderem zu gehören schien. Jemand ganz Neuem: Ein Lächeln blitzte in den Augen dieser neuen, anderen Frau auf und sie sagte mit einem rebellischen Unterton:

„Und? Willst du so weitermachen?"

„Nein!"

„Dann ... Was?"

„Dann ... Schluss mit dem Scheiß!"

„Gut so! Und wie?"

Ja, wie?

„Hm!"

„Gilt nicht!"

„Jaaaa doch!"

Es dauerte einige Tage, dann stand die Liste der Dinge, die ich verändern wollte:

1. Nicht mehr alleine leben.
2. Freunde, die mir nicht guttun, aus meinem Leben entfernen.
3. Neuen Freundeskreis aufbauen.
4. Unter Leute gehen.
5. Schöne Dinge tun, die die Seele nähren.
6. Der Familie signalisieren, dass ich nicht mehr unbegrenzt zur Verfügung stehe.

Und als Wichtigstes:

7. Das Feindbild Mann heilen.

Das führte automatisch zu:

8. Endlich wieder Sexualität erleben.

Na ja, Sexualität mit – in meinem Fall – Männern, nicht mehr nur mit mir selbst.

Dies sei nur erwähnt, um nicht den Verdacht zu nähren, ich sei sexfeindlich. Das war ich nie. Im Gegenteil. Männerfeindlich! Das ja. Was kein Wunder ist, bei meiner Biografie. Aber das ist eine andere Geschichte.

Wie auch immer. Ich fing an, eingefahrene Muster meines Lebens aufzudröseln, und es gelang wider Erwarten gut. Die Zeit war wohl reif dafür. Meine Umwelt lernte nach und nach, dass eine neue Zeit angebrochen war, was mich betraf. Die Familie lernte zur allseitigen Überraschung, dass sie ihre Probleme sehr gut auch ohne meine ständige Präsenz lösen konnte.

Alles lief wunderbar ... Außer ... Wie heilte man das Feindbild *Mann*, bitteschön?

Sprüche wie: „Männer!" (verächtlicher Unterton) oder: „Typisch Männer!" gingen mir locker von den Lippen. Ich sah in jedem Mann den potenziellen Fremdgänger, Missbraucher, ein fehlerhaftes Modell der Schöpfung. Viele Frauen sehen Männer so, mal abgesehen von ihrer Eigenschaft als Lustspender oder – falls man sich fortpflanzen will – als Samenspender. Wenn man das möchte, muss man den ungeliebten Rest eben mit in Kauf nehmen. Aber sonst?

Männer eben! Mehr braucht man nicht zu sagen.

Kapitel 1

Kuscheln

Zwei Sätze hatten sich in meinem Gehirn eingenistet:

> *„Sie müssen unter Leute. Alleine gehen Sie ein wie eine Primel."*

(Ja klar, wer nicht.) und:

> *„Ihr Thema ist Sexualität und Partnerschaft."*

Aha! Woher wollten Therapeuten das immer so genau wissen? Ich konnte alleine leben und hatte das auch lange genug getan. Und es ging mir bestens damit. Jawoll!

Na ja, gut, die Sache mit der Zärtlichkeit ... Ich würde lügen, hätte ich das nicht vermisst. Aber dafür sich erneut einlassen, nur um wieder verletzt, benützt und gedemütigt zu werden? Wieder das Herz bedingungslos öffnen, nur, um es dann gebrochen und zertrampelt irgendwie zusammenflicken zu müssen? Nein! NEIN!

Oder ...?

Tja, die Widerhaken funktionierten und das Schlimme war, dass ich natürlich wusste, dass es genau darum ging. Natürlich konnte ich mich schützen, indem ich mich in meinem selbst gewählten Schneckenhaus komfortabel einrichtete. Aber diese Entscheidung bedeutete, dass ich nicht wirklich lebte. Und – das weiß ich heute – Schmerz lässt sich so nicht überwinden. Im Gegenteil: Weiche dem Schmerz aus und er klebt an dir wie Pech.

Und so machte ich mich daran, den Fuß ins Unbekannte zu setzen. Ich beschloss, *unter Leute zu gehen.* Das zumindest, so dachte ich, sollte doch machbar sein. Wennschon mich das dem Ziel, das Feinbild Mann zu heilen, wahrscheinlich kein bisschen näher bringen würde. Aber irgendwo musste man ja anfangen, nicht wahr?

Nur – wie ging man *unter Leute*?

Ich weiß, ich weiß, das Übliche wäre gewesen, mich in Kneipen und Cafés zu tummeln, Tanznachmittage zu besuchen, durch Singlebörsen zu pflügen für virtuelle und reale Dates. Nichts dagegen, natürlich. Wem das liegt …

Ich hätte kein Problem damit gehabt, genau das zu tun, hatte solches schon probiert, hin und wieder. Aber das war's nicht, so viel wusste ich. Was dann?

Ich forschte nach einer Möglichkeit, mit Menschen wirklich in Kontakt zu kommen, zu berühren und berührt zu werden. Nach einer Situation also, in der es nicht möglich wäre, sich indifferent zu begegnen oder in die Distanz zu gehen, die wir gerne wählen, wenn wir uns gar nicht wirklich einlassen wollen.

Das war der Zeitpunkt, als ich beim Stöbern im Internet zum ersten Mal auf den Begriff *Kuschelparty* stieß.

Oh Gott! *Kuschel-Party!?*

Auf meiner inneren Leinwand spulten sich wirre Szenen ab, von Menschen, die übereinander und untereinander purzelten und kuschelten. *Kuscheln?*

Meine Güte! Was das wohl bedeutete? Sexuelle Begegnung der verschiedensten Art konnte ich mir problemlos vorstellen. Aber Kuscheln? Das klang so harmlos, war es das auch?

Ich begann, gezielt zu recherchieren, und fand auf Youtube jede Menge Filmchen. Erst war es befremdlich, doch nach und nach begann mich zu berühren, was ich sah.

Den Menschen fehle Berührung, lernte ich, sie seien bedürftig, was Nähe und Zärtlichkeit betreffe. Sie seien emotional und gefühlsmäßig unterernährt, und die Begegnungen im geschützten Raum der Kuschelpartys würde diesem Mangel abhelfen.

Geschützter Raum klang gut. Jetzt erst wurde mir bewusst, dass bis dahin die Angst vor missbräuchlichen Situationen bei dieser Art des Kuschelns einen neutralen Blick verhindert hatte.

Und so schloss ich einen inneren Pakt mit mir selbst:

1. Ich suche eine Kuschelgruppe und werde hingehen,
2. wenn der Ort nicht weiter weg ist als 100 km und,
3. wenn es mir dort komisch vorkommt, gehe ich sofort.

Etwas in mir hoffte, es wären mindestens 101 km bis dahin und es würde sehr komisch sein dort. Ein anderer Teil hoffte genau das Gegenteil.

Was die Distanz betraf: Der Kuscheltreff, den ich dann fand, war mit dem Auto in dreißig Minuten zu erreichen. Damit stand fest, dass ich hingehen würde, denn Pakt war Pakt.

Der nächste Termin ließ mir zwei Tage Zeit, mich von dem Schreck zu erholen, dass es so was praktisch direkt vor meiner Haustür gab.

Als ich am Freitag darauf die Treppe zum Kuschelraum hinunterstieg, hatte ich Herzklopfen.

Hoffentlich war es komisch dort ... Hoffentlich nicht ... Hoffentlich doch ...

Es war nicht komisch. Es war warm, einladend, etwas exotisch, voll sanften Kerzenschimmers und einfach ... sehr schön.

Einige Leute standen herum, Männer und Frauen verschiedenen Alters und eine warmherzige Frau begrüßte mich, in deren Gegenwart ich mich sofort wohlfühlte. Sie war die Kuscheltrainerin. Tatsächlich: ausgebildete Kuscheltrainerin. Das gab es wirklich.

An diesem Abend lernte ich, dass unsere größte Angst die ist, nicht willkommen zu sein, abgelehnt zu werden und nicht dazuzugehören. Ich erfuhr zum ersten Mal in meinem Leben auf neue Art, dass ich nichts leisten, nicht auf eine bestimmte Art *Sein* musste, um willkommen zu sein, und dass ich okay war, wie ich war, und einfach deshalb schon dazu gehörte, weil ich da war. Und ich lernte, dass es tatsächlich möglich war, sich auf engem Raum zu begegnen, ohne Angst vor Übergriffen haben zu müssen, weil es klare Regeln gab, die zwischen Kuschelenergie und sexueller Energie unterschieden.

Ich wusste, dass ich hier richtig war, auf dem Weg zur Heilung des Feindbildes Mann, weil ich verstanden hatte, dass sie nur über die Heilung meines verletzten Selbstbildes möglich sein würde.

Ich wurde regelmäßige Kuschelgruppen-Teilnehmerin und mein Zärtlichkeitsdefizit verringerte sich von Mal zu Mal. Nach eineinhalb Jahren war mein Reservoir gefüllt und ich bis auf Weiteres gesättigt. Ich war *unter Leute* gegangen und verstand, weshalb ich diesen Ratschlag bekommen hatte. Ich konnte eine Pause einlegen, weil ich wusste, dass mir die Tür bei Bedarf immer offen stand. Allerdings ließen Sexualität und Partnerschaft weiterhin auf sich warten. Kuschelgruppen eignen sich nur bedingt als Partnerbörsen. Wo sollte ich jetzt also Sexualität und Partnerschaft herbekommen?

Die Möglichkeit, die sich auftat, kam unverhofft und erschreckte mich erst mal total. Ich hatte natürlich von Tantra gehört, aber bislang hatte ich gedacht, dass nur Paare entsprechend agieren konnten und ich war definitiv nur ein halbes Paar, zudem nur die Hälfte eines potenziellen Paares einer fernen möglichen Zukunft.

Helga, die Kuscheltrainerin, eröffnete eines Abends, sie biete neuerdings Tantra an. Sie beginne mit einem

Schnupperabend und jeder sei willkommen, egal ob Single oder Paar.

Tantra also! Nun ja, wenigstens konnte niemand behaupten, es habe nichts mit Sexualität zu tun. Und damit war ich erst mal bedient. Partnerschaft konnte, wenn sie sich überhaupt ereignen sollte, auf jeden Fall warten.

Und so begann …

Kapitel 2

Tantra

Als Erstes kaufte ich mir ein Buch.

Tantra oder Die Kunst der sexuellen Ekstase von Margot Anand.

Schon der Titel ließ meinen Fantasielevel signifikant nach oben schnellen. Ekstase sogar, wow! Das ließ Spannendes erwarten. Ich las das Mammutwerk tatsächlich durch und erfuhr vieles über Sexualität, das mir ganz neu war. Es gab jede Menge Übungen mit anschaulichen Stellungen und Beschreibungen davon, wie man die Lust immens steigern konnte, bis hin zu Trainingsmethoden, mit deren Hilfe man den Orgasmus über lange Zeit hinauszögern und ganz neue Höhen der Ekstase erklimmen konnte.

Ich war schwer beeindruckt. Und eigentlich hätte ich so was auch gern mal ausprobiert, nur … als halbes Paar wäre der mögliche Erfolg eher marginal gewesen. So beschloss ich, den Tantra-Schnupperabend bei Helga als Einstieg zu nutzen, ohne allzugroße Erwartungen zu haben. Als Single waren mir ohnehin von vornherein natürliche Grenzen für irgendwelche ekstatischen Erfahrungen gewiss.

Der Beginn des Abends unterschied sich nicht so sehr von dem der Kuschelabende: Anfangsrunde zum Befindlichkeitsaustausch, Abtanzen, kleine Hinspürübungen.

Bei einer dieser Übungen stand ich einem jüngeren Mann mit schulterlangen schwarzen Locken gegenüber und sollte ihm in die Augen schauen, möglichst ohne zu blinzeln, so, wie er mir in die Augen schaute. Lange, ich weiß nicht wie lang.

Bruno hatte sehr schöne blaue Augen, und ich schaute und schaute, die Augen schienen immer größer zu werden, es gab nichts mehr außer diesen Augen. Und plötzlich veränderte sich etwas: Da war kein Mann im Gegensatz zu Frau, kein Fremdgänger, potenzieller Missbraucher oder fehlerhaftes Modell der Schöpfung ... da war einfach ein Mensch, so wie ich als Frau ein Mensch war, und alles, was mich bewegte, bewegte ihn auch.

Es war weder richtig noch falsch, sondern es war, wie es war, und es war gut. Wie Schnee in der Sonne schmolz etwas in mir, eine Enge, die mir so gar nicht bewusst gewesen war, und ich war voller Staunen. Am Ende der Übung schaute ich in diese blauen Augen und sah zum ersten Mal einen Mann an, ohne die bewertende Schwere vergangener Verletzungen.

Und dann ging es, tantrisch gesehen, zur Sache. Also nicht, was man jetzt denken könnte. Es wurde eben tantrisch – sozusagen.

Es fiel mir nicht so schwer, mich meiner Kleidung zu entledigen, zumal sehr nachdrücklich empfohlen wurde, sich nur so weit zu entblättern, wie man sich wohlfühle damit. Daher kam ich mir im Slip nicht prüde vor. Außerdem kehrte ich den anderen den Rücken zu. Ich brauchte einfach einen Moment, um mich auf so viel Nacktheit vorzubereiten. Meine Güte, wohin hatte es mich da verschlagen! Ich atmete tief durch und drehte mich um.

Und ich schaute natürlich, ich gestehe es, genau dorthin, wo es die Objekte gab, deren Anblick ich so lang entbehrt hatte. Tja, da hingen sie nun, die Prachtstücke. Kleinere und größere, manche kürzer, manche länger, aber alle schön.

Also … Entschuldigung, es ist doch ganz normal, dass man da hinschaut, oder? Natürlich glotzt man nicht so auffällig, sondern mit diesem speziellen Blick, den man bei solchen Gelegenheiten einschaltet. Und nebenbei: Ich mag Gemächte im Allgemeinen und kann nicht verstehen, warum man sagt, sie seien hässlich im Vergleich mit der Scham der Frauen.

Nicht alle waren ganz nackt. Manche hatten den Slip anbehalten wie ich, manche Frauen auch noch den BH und eine sogar außer dem Pullover alles. Doch einige hatten sich tatsächlich ganz entblättert. Es war alles zu sehen: straffe Haut und schlaffere, jugendliche Figuren, reifere, schlanke, dralle und dicke. Und es war alles okay. Man durfte sein, wie man war und sich einlassen, so weit man es konnte.

Und ich begann es zu genießen: Die Wärme, die exotischen Düfte aus Duftlampen und Ölflaschen, und ich schaute mich ungeniert um. Freute mich über den Anblick nackter Haut und genoss es, meine Blicke wandern zu lassen.

Als mich dann zum ersten Mal Männerhände berührten, um meinen Körper mit ölfeuchten Händen sanft zu massieren, zuckte ich nicht zurück, wie ich es vor diesem Abend sicherlich getan hätte, sondern entspannte mich und genoss jede Sekunde davon. Der Slip signalisierte: He, dort bitte nicht! Und mit dieser Sicherheit konnte ich auch die Hände genießen, die meine Brüste streichelten.

Und als ich dann dran war mit Verwöhnen, genoss ich dieses Berührendürfen ebenso sehr, wie zuvor das Berührtwerden. Ich spürte den Muskeln unter meinen Händen nach, umrundete den Bauch, massierte feste Schenkel, Arme und Hände, die sich mir willig überließen, respektierte das Signal: *Hier ist Slip-Tabuzone* ebenso und spürte eine tiefe Freude darüber, willkommen zu sein mit meinen Händen.

Am Ende dieses Abends war ich erstaunt darüber, wie sehr die Fremdheit zu Beginn des Abends einem Gefühl absoluter Vertrautheit gewichen war. An diesem Abend waren mir keine der Übungen aus dem Tantra-Buch wiederbegegnet, aber viel von der Atmosphäre daraus: achtsamer, liebe- und respektvoller Umgang miteinander.

Tantra ist mehr, als irgendwelche Stellungen und Verrenkungen, das hatte ich begriffen. Irgendwann viel später, ich lag schon im Bett und ließ das Erlebte Revue passieren, wurde mir schlagartig bewusst, dass ich Punkt 7 meiner Liste abhaken konnte: Das Feindbild Mann heilen.

Ich würde wieder Sex mit Männern haben. Jetzt

würde ich es wieder können. Allerdings ... Wie sollte ich es anstellen?

Eine Partnerbörse war keine Option für mich. Tanzstudio oder Kneipe auch nicht. Ich konnte mir ja kein Schild umhängen: Typ zum Poppen gesucht.

Als ich auf dem Weg in die Stadt darüber nachgrübelte – ich grübelte fast ständig darüber nach –, traf ich unverhofft Bruno mit den blauen Augen.

Er strahlte mich an und sagte hocherfreut: „Hi! Ist ja toll, dich zu treffen."

Wir unterhielten uns ein wenig, und als ich zum Marktplatz weiterging, fragte ich mich verwirrt, wie ich so plötzlich zu einer Essenseinladung gekommen war ... am Wochenende ... bei Bruno, der mich bekochen wollte und ... ähm ... wer wusste schon, was sonst noch. Oder ... Nein, bestimmt nicht.

Sollte ich oder sollte ich nicht? Doch dann gab ich mir einen Ruck und beschloss, hinzugehen – komme, was da wolle ... oder auch nicht.

Und so kam es, dass ich die erste Erfahrung mit einem Fetisch machte.

Kapitel 3

Strapse

Bruno wohnte in einem kleinen Dorf in der Nähe. Während der Fahrt hatte ich Gelegenheit, darüber nachzudenken, was mir bevorstand. Dass ein jüngerer Mann Interesse an einer Frau meines Alters hatte, überraschte mich nicht besonders. Ich wusste um die Sehnsucht vieler Männer nach reiferen Frauen und ich hatte meinem eigenen Sohn immer Erlebnisse mit erfahrenen Frauen gewünscht.

Ich nahm fast amüsiert wahr, dass ich nervös war wie ein Backfisch vor dem ersten Date und lachte ein wenig, als ich schließlich klingelte. Mochte kommen, was wolle, ich war offen und bereit für das erste Abenteuer nach vielen Singlejahren.

Bruno wohnte überraschend gemütlich für einen Junggesellen. Die Wohnung war zwar klein, aber hell und in der Wohnküche stand ein gedeckter Tisch. Beim Essen unterhielten wir uns angeregt und bis zum Ende der Mahlzeit geschah nichts Besonderes. Ich fragte mich schon, ob ich nicht zuviel in diese Einladung interpretiert hatte, als Bruno aufstand und meinte, er würde mir gerne den Rest der Wohnung zeigen.

Ich hatte zwar nicht mit der Schallplattensammlung oder Briefmarken gerechnet, aber auch nicht mit dem

Rest der Wohnung. Der konnte nicht allzu groß sein, genau genommen konnte es sich dabei nur um einen weiteren Raum handeln, den Hauptteil der Wohnung hatte ich nämlich schon gesehen.

Ich zögerte zunächst, doch dann gab ich mir einen Ruck. *Nun hab dich nicht so, du Zimperliese*, ermunterte mich mein inneres Selbst, *du hast A gesagt, jetzt sag auch B.*

Später fragte ich mich manchmal, was ich eigentlich erwartet hatte. Was auch immer es war, sofern ich mir überhaupt etwas vorgestellt hatte, das, was dann passierte, hätte ich mir in meinen kühnsten Träumen nicht ausdenken können.

Das Schlafzimmer war klein und etwas unordentlich, das Bett breit und unter einer Tagesdecke verborgen.

„Setz dich", meinte Bruno und deutete auf das Bett.

Ich setzte mich und lehnte mich an die Wand.

Man greift ja immer auf Erfahrungen vergangener Zeiten zurück, wenn man Situationen vergleicht, um auf Eventualitäten vorbereitet zu sein. Demgemäß erwartete ich jetzt, dass der – vermutlich sexhungrige – Mann sich zu mir gesellen und mit Zärtlichkeiten beginnen würde ... und so weiter. Vor allem: und so weiter. Doch weit gefehlt.

Der *sexhungrige Mann* kniete sich vor das Bett, in Augenhöhe mit meinen nylonbestrumpften Beinen, strich sanft über meine Waden und meinte, ich hätte ja Nylonstrumpfhosen an.

Ich war ganz verwirrt und korrigierte ihn: „Das sind Nylonkniestrümpfe."

Bruno war völlig aus dem Häuschen darüber, dass es so was auch in Knie gäbe.

„Und warum ist das jetzt so toll?", fragte ich irritiert.

„Warte, ich zeig dir was."

Bruno erhob sich, drückte auf ein Knöpfchen und begann sich sanft zu klassischer Musik zu wiegen.

Meinen ungläubigen Blicken bot sich der erste Life-Striptease meines Lebens. Ich saß da mit aufgerissenen Augen und dachte: *Das glaubt mir kein Mensch.*

Das Shirt rutschte über den Kopf, flatterte zu Boden und gab den Blick auf eine behaarte Männerbrust frei, unter der sich ein ansehnliches Bäuchlein wölbte und zum ersten Mal sah ich gepiercte Brustwarzen. Bei diesem Anblick gewann der Humor die Oberhand.

Mädchen, sagte ich mir, *schau gut hin und merk dir, was du siehst. So was wird dir nicht wieder begegnen.*

Die Musik wurde erotischer und Bruno begann mit den Hüften zu kreisen, dann griff er nach dem Knopf seiner Jeans. Langsam wurde mir nun doch etwas warm und ich atmete flacher, um den Mann nicht drauszubringen. Der Reißverschluss surrte verheißungsvoll und die schmalen, kräftigen Hände begannen, den Bund langsam nach unten zu schieben. Hüftkreisen im Takt und langsam, ganz langsam blitzte der Slip … Halt! Slip? Kein Slip!

Das, was da blitzte, war … Jetzt wurde mir doch heiß. Noch einige Zentimeter und es bestand kein Zweifel mehr. Hier zeigte sich Klein-Bruno in seiner ganzen Pracht.

Und eins war sicher: Ich hatte noch nie ein so wohlgeformtes männliches Genital gesehen, es war sozusagen die Mona Lisa aller Gemächte, die mir bis dahin begegnet waren.

Es gab nur einen Umstand, der diesen Anblick störte: Das Prachtstück war eingerahmt von einem spitzenbesetzten Hüftgürtel, dessen Strapse schwarze Damenstrümpfe hielten. Damenstrümpfe an – zugegebenermaßen schönen, aber eindeutig behaarten – Männerbeinen.

„Ähm …", setzte ich an, wurde jedoch unterbrochen: „Gefällt es dir?"

„Was?", fragte ich, schielte zwischen die Beine und hatte schon ein *Ja, sehr!* auf der Zunge, als die Antwort kam: „Der Strumpfhalter."

„Der … äh, ach so, der … ähm, ja, doch, schon!"

„Ich hab ihn ganz neu. Ich steh einfach total auf den Strumpfhalter. Der war ganz schön teuer. Halterlose Strümpfe mag ich nicht, die rutschen immer. Trägst du welche?"

„Ich … Nein, nicht wirklich. Ich trage Strumpfhosen oder wenn nötig, Strapse. Aber so einen sexy Strumpfhalter habe ich nicht."

Die ganze Situation hatte etwas Unwirkliches.

Wenn jetzt der Vorschlag käme, zusammen Damenstrümpfe einkaufen zu gehen, würde ich verschwinden.

Doch der kam nicht. Bruno kam aufs Bett, kuschelte sich an mich und murmelte: „Es fühlt sich so gut an."

Vorsichtshalber fragte ich nicht nach. Ich setzte der Einfachheit halber voraus, dass er mich meinte.

Davon abgesehen fühlten sich die bestrumpften Beine tatsächlich schön an. Und nicht nur diese.

Als ich später am Abend langsam nach Hause fuhr, wusste ich dreierlei:

1. Ich konnte es noch. Man verlernt es nicht.
2. Bruno war der potenzielle Partner nicht, aber ich verdankte ihm eine denkwürdige Erfahrung.
3. Es würde ein nächstes Mal oder gar weitere Male geben.

Und als ich zu Hause zum besternten Himmel hochblickte, hatte ich ein Déjà-vu: Ich dachte an den Urlaub in Elba vor vielen Jahren, als ich zum ersten Mal aus dem engen Korsett meiner prüden Erziehung ausgebrochen war und mich sexuell ungehemmt ausgelebt hatte.

Damals hatte ich den Grund dafür gelegt, dass ich später nie das Gefühl hatte, etwas versäumt zu haben. Das Gefühl hatte ich nach wie vor nicht, aber ich hatte mich auf einen Weg begeben, der neu war.

Ich würde den Partner finden, den ich suchte, aber etwas würde anders sein, als beim ersten Mal: *Ich würde die Regeln schreiben.*

Kapitel 4

Latex

Eugen war ein begnadeter Kuschler. Davon konnte ich mich einige Kuschelabende später überzeugen.

Mitten zwischen ungefähr zwanzig anderen Genießern lag er neben mir, einen Arm um meinen Hals gelegt, streichelte mein Haar, verteilte kleine Freundschaftsküsschen auf meiner Wange und brummte genussvolle kleine Seufzer in mein Ohr. Von hinten spürte ich einen warmen Rücken und irgendjemand streichelte meine Beine. Ich genoss die Situation, freute mich daran und dachte weiter an gar nichts.

Am Ende wuselten alle durcheinander, um ihre Sachen einzusammeln, Decken zu falten oder Matratzen aufzuräumen.

Ich stand eben wackelig auf einem Bein, um die dicke Socke abzustreifen, als ich von hinten angesprochen wurde: „He, noch Lust auf einen Kaffee?"

Kaffee? Nachts um halb zwölf? Ich drehte mich um.

Eugen! Er lud eine Frau ein, die nicht nur ein wenig älter war als er, um Mitternacht noch einen Kaffee mit ihm zu trinken, während um ihn herum die knackigsten jungen Frauen zur Auswahl standen? Ich wollte schon abwinken, doch dann besann ich mich. Hatte ich mir nicht vorgenommen, mich einfach einzulassen auf das, was das Leben an mich herantrug? Und so wunderlich ich das Ganze auch fand, ich anwortete ganz gelassen: „Ja, klar, warum nicht?", während ich mir überlegte, wo um die Zeit überhaupt noch ein Lokal geöffnet haben könnte.

Es war dann schließlich eines, das ich normalerweise nie besucht hätte, aber es gab sogar noch etwas zu essen. Die ganze Zeit fragte ich mich, was ich hier eigentlich tat.

Das wurde mir allerdings schnell klar. Eugen verlor keine Zeit. Das Outing kam zwischen Getränk und Essen.

„Darf ich mal fragen, wie alt du bist?"

Wie ungalant.

„Diese Frage ist aber ein wenig unhöflich, meinst du nicht?"

„Nein, nein! So war das nicht gemeint. Weißt du, ich hatte mal eine Beziehung zu einer Frau, die zwanzig Jahre älter war als ich. Das war das Beste, was ich je erlebt habe, und so was suche ich wieder."

Oh! Das klang nun doch anders. Es stellte sich heraus, dass Eugen einen guten Riecher gehabt hatte. Er war also einunddreißig, und ich dachte an Bruno. Jüngere Männer – sonderbar. Sollte es darauf hinauslaufen? Aber eigentlich wollte ich ja wieder eine feste Beziehung. Und dabei dachte ich eher an einen altersmäßig adäquateren Partner. Wobei bis dahin diverse Experimente durchaus möglich waren.

„Wie bitte?", ich hatte einen Moment nicht richtig zugehört, „was hast du gesagt?"

Er wiederholte: „Ich sagte, ich habe einen Fetisch."

Nicht wahr! Einen Fetisch? Hoffentlich kein Strumpfgürtel. Das kannte ich ja schon.

„Fetisch, aha." Ich fragte mich, ob es überhaupt noch fetischlose Männer gab. „Und was für einen?"

„Latex! Ich steh total auf Latex."

„Und warum?"

„Keine Ahnung. Das Gefühl, wenn man darüberstreicht. Dünnes Latex, kein dickes."

Er saß vor mir wie ein kleiner Junge, der das größte Geheimnis seines Lebens mitteilt, in der Hoffnung, dass man ihn trotzdem noch lieb hat.

„Das ist ja mal interessant", sagte ich und ich meinte es so. „Erzähl! Gehst du zur Domina oder so?" Meine Vorstellungen von Dominas waren relativ vage.

Eugens Augen fingen an zu funkeln und er lachte: „Nee, nicht wirklich. Ich wüsste gar nicht, wohin ich da sollte."

„Aber, wenn du Latex magst … ziehst du dann selbst welches an?"

„Nein, das interessiert mich nicht. Ich finde es an einer Frau erregend."

Ach so! Langsam dämmerte mir der Zusammenhang. Eugen schaute mich gespannt an.

„Und du meinst jetzt …?"

„Ja! Kannst du dir das vorstellen?"

Meine Güte! Latex gehörte in meiner Fantasie zusammen mit Leder, Masken und Peitschen zu einer Sparte sexueller Praktiken, mit der ich bislang nichts zu tun gehabt hatte, und mit denen in irgendeiner Weise in Kontakt zu kommen mir so fernlag, wie die Grundrechenarten der Relativitätstheorie.

„Ich hab aber leider gar keinen Latexfummel." Und ich hatte auch nicht die Absicht mir welchen zuzulegen.

„Aber ich! Jede Menge. Ich hab einen ganzen Schrank voll."

Ach du liebe Güte. „Einen ganzen Schrank voll? Latexhosen und so?"

„Eher Latexröcke, Oberteile, Westen, Handschuhe. So was halt."

„Und wer trägt die?"

„Bisher noch niemand."

Bisher ... Aha!

Du liebe Zeit. Da saß mir dieser Mann gegenüber, der einen Schrank mit Latexkleidung für eine Frau gefüllt hatte, die es noch gar nicht gab und vielleicht nie geben würde, voller Sehnsucht, seine Neigung einmal ausleben zu dürfen.

Hatte ich etwas an mir, das Männern den Mut gab, sich mit ihren verborgensten Wünschen zu outen? Oder hatten Männer alle mehr oder weniger erotische Wünsche und Träume dieser Art?

Es war mir klar, worauf das hinauslaufen würde, ginge es nach ihm. Wollte ich das auch? Ich spürte dem nach und fühlte eine Neugier, die mir ganz neu war. Nun ja, warum eigentlich nicht? Eugens ganzes Wesen war nicht von der Art, dass ich Angst haben musste, es könnte etwas aus dem Ruder laufen.

Und so fragte ich: „Und jetzt dachtest du ..."

Er unterbrach mich. „Ja, ich dachte, wenn du Lust hättest, könnte ich ja mal mit meinem Koffer kommen."

Ich riss die Augen auf. „Koffer? Wieso Koffer?"

„Na ja, ich kann das ja nicht offen überm Arm tragen."

Das hatte etwas für sich. Und plötzlich musste ich mich sehr zusammenreißen, um nicht zu lachen. Das

Ganze hatte etwas Skurriles, und dass es sich nach Mitternacht in einem gut bürgerlichen Lokal ereignete, verstärkte dieses Gefühl noch. Ich wurde übermütig und hörte mich zu meinem Erstaunen sagen: „Ja, klar. Komm mit deinem Koffer. Ich lern gern was dazu."

Das dankbare Strahlen in seinem Blick berührte mich. Und ich begann zu ahnen, dass meine frühere Einschätzung der Männerwelt – unbenommen der Schweine, die es natürlich gibt – weit entfernt gewesen war von dem, was tatsächlich in ihnen vorging. Und zum ersten Mal fühlte ich etwas von dem, womit ich später noch in besonderem Maß zu tun bekommen würde: Die erotische Macht der Frauen.

Eine Woche später kam Eugen mit seinem Koffer zu Besuch. Ich fragte mich amüsiert, was die Nachbarn wohl dachten, als abends gegen zwanzig Uhr ein Mann mit Musterkoffer bei mir klingelte. Wahrscheinlich hätten sie alles darin vermutet, aber sicher nicht, was tatsächlich darin war.

Eugen konnte kaum still sitzen während des Snacks, den ich vorbereitet hatte. An dieser Stelle muss ich mit einem Augenzwinkern bemerken: Na ja, ein Mann eben!

Anschließend setzten wir uns zusammen und ich begann ein Gespräch. Der Schalk saß mir im Nacken und es machte mir Spaß, ihn zappeln zu lassen. Eugen wurde immer nervöser, und immer häufiger ging sein Blick zu dem Koffer, der in der Ecke stand. Doch schließlich siegte auch meine Neugier und ich deutete auf das geheimnisvolle Gepäckstück.

„Magst du mir jetzt mal zeigen …", begann ich und unterbrach mich sogleich wieder, denn bevor der Satz zu Ende gesprochen werden konnte, kniete Eugen mit dem Koffer vor mir, öffnete ihn und sah mich mit dem Eifer eines Kindes an, das von der Mama ein Lob für den Sandkuchen erwartet.

Du liebe Zeit. Ein Wirrwarr von Latexzeug lag darin, zuoberst ein langer Latexrock mit Seitenschlitz. Das allerdings war ein … geiles Teil. Ich hob ihn heraus. Er würde mir etwas zu weit sein, aber er war sehr schön.

„Gefällt er dir?", kam die bange Frage.

„Ja, sehr. Er ist wirklich schön."

„Möchtest du …?" Seinem Blick war anzusehen, dass er mich in Gedanken schon in dem Rock sah, und die Luft zwischen uns begann zu knistern.

„Ja. Warte hier."

Ich würde mich nicht vor ihm umziehen. Das nähme dem ganzen den Reiz. Außerdem wollte ich den Rock noch etwas ergänzen. High Heels mochte ich nicht, aber die schwarzen Pumps waren sehr sexy. Und das schwarze Oberteil konnte sich auch sehen lassen. Ich hatte schöne Beine und eine weibliche Figur. Zum ersten Mal in meinem Leben warf ich mich auf diese Art für einen Mann in Schale, und es war erregend.

Meine Dachgeschosswohnung hatte große Türen, was meinem Auftritt etwas Theatralisches gab. Eugen hob den Kopf und kriegte große Augen. Was dann geschah, hatte ich nicht erwartet:

Eugen ging ab. Anders kann ich das nicht nennen. Er ging vor mir auf die Knie und verbarg sein Gesicht in meinem Schoß. Er umfasste mich und wiederholte immer wieder: „Ist das geil! Himmel, ist das geil!"

Er zog mich auf den Teppich und streichelte mich wieder und wieder von Kopf bis Fuß, und was sich daraus ergab, war folgerichtig und sehr, sehr schön.

Es war alles dabei, selbst die Frage: „Hat es dir gefallen?"

Ja, es hatte mir gefallen. Es war eine neue, besondere und berührende Erfahrung gewesen. Auch Eugen würde nicht der Partner werden, den ich suchte, aber er hatte mich viel gelehrt: Dass Männer viel verletzlicher und verwundbarer sein können, als ich je gedacht hatte. Dass viele sehr allein waren mit ihren Nöten und nach Frauen Ausschau hielten, denen sie sich anvertrauen konnten, ohne Angst haben zu müssen, zurückgestoßen oder verlacht zu werden.

Sowohl bei Bruno als auch bei Eugen war in gewisser Weise mehr ein mütterlicher Aspekt zum Tragen gekommen. Das lag in der Natur der Sache.

Für eine dauerhafte Partnerschaft hatte ich jedoch eher eine Beziehung auf Augenhöhe im Sinn. Mutter war ich die längste Zeit gewesen, und diese Phase meines Lebens war vorbei.

Ich fragte mich, wo ich dem Partner, sofern er mir beschieden sein sollte, wohl begegnen würde und vor allem wann.

Bei der Überlegung, wie er denn wohl sein würde, wurde mir klar, dass ich gar keine genaue Vorstellung davon hatte, wie ein Mann sein musste, damit ich es wagen würde, mich noch einmal auf eine ernsthafte Beziehung einzulassen.

Wie er nicht sein sollte, wusste ich genau, und ich erstellte eine Liste:

◊ Kein Egoist.
◊ Kein Narzisst.
◊ Keiner, dem es nur um sein Vergnügen ging.
◊ Keiner, der auf meine Kosten zu leben versuchte.
◊ Keiner, für den ich nur der Ruhepol war und der ansonsten seine Abenteuer lebte und jede Frau um den Finger wickelte, die auf ihn hereinfiel.
◊ Keiner, der unter Partnerschaft verstand, dass er nehmen konnte, wie es ihm behagte und sich ums Geben keine Gedanken machen musste.
◊ Keiner, für den ich nur jemand war, der dafür sorgte, dass der Geldbeutel immer wohlgefüllt war, aus dem er sich nach Gutdünken bedienen konnte.
◊ Keiner, der in irgendeiner Form süchtig war.
◊ Keiner, für den Sex nur *das Eine* war und der mich nur als wohlfeile Möglichkeit betrachtete, sich Entspannung zu verschaffen.

Puh! Als ich die Liste überlas, wurde mir ganz anders. Kein Wunder, dass ich jahrelang von Partnerschaft die Nase voll gehabt hatte. Und in gewisser Weise ein Wunder, dass ich an diesem Punkt angekommen war, mich wieder einlassen zu wollen. Wie aber sollte der potenzielle Partner denn dann sein?

Ich zog ein weiteres Blatt heran und schrieb: Wie muss ein Partner aussehen, der es wert wäre, dass ich mich noch mal auf das Abenteuer Partnerschaft einlassen würde?

- ◊ größer als ich
- ◊ nett anzuschauen
- ◊ Alter egal, aber nicht mehr als 5 Jahre jünger als ich
- ◊ humorvoll
- ◊ finanziell unabhängig
- ◊ zuverlässig
- ◊ fähig, Verantwortung zu übernehmen
- ◊ großzügig
- ◊ wahrnehmend
- ◊ zugewandt
- ◊ kinderliebend
- ◊ interessiert
- ◊ naturliebend
- ◊ gepflegt
- ◊ in sich ruhend
- ◊ treu
- ◊ ohne allzu problematische Altlasten
- ◊ ehrlich
- ◊ sensibel und zärtlich vor allem auf sexuellem Gebiet

Lächelnd betrachtete ich die Liste, die ich fürs erste beendete.

Na ja, träumen konnte man ja. Es war mir schon klar, dass das wahrscheinlich Wunschdenken bleiben würde. So einen Prachtkerl konnte es eigentlich nicht geben.

Aber vielleicht ja einen, der dem nahe kam? Irgendwann … irgendwo …! Aber wo? Und wann?

Kapitel 5

Rolf

Mein Kuschelakku war nach zwei Jahren wohlgefüllt und ich hatte beschlossen, eine Weile Pause zu machen. Eines Tages kam ich mit Reiner bei einem Seminar ins Gespräch.

Wir kamen vom Hölzchen aufs Stöckchen und plötzlich sagte er: „Dürfte ich dich mal was fragen?"

„Ja sicher. Frag was."

„Hast du schon mal was von Kuschelparties gehört?" Nanu, das war ja witzig.

„Ja, hab ich."

„Echt? Du bist die Erste, die weiß, von was ich rede."

„Weshalb fragst du?"

„Ich bin auf der Suche nach einer guten Kuschelgruppe, aber ich finde keine. Weißt du zufällig eine?"

„Ja, weiß ich zufällig. Eine wirklich gute. Hier am Ort."

„Das ist ja toll. Kann man da einfach hin?"

„Ja, kann man. Du meldest dich an oder gehst so. Nächste Woche Freitag trifft sie sich das nächste Mal."

„Gehst du hin?"

„Ich habs eigentlich nicht vor."

Reiner zögerte, dann gab er sich einen Ruck: „Würdest du mitgehen? Ich trau mich nicht."

Das konnte ich gut verstehen. Beim ersten Mal hatte

ich auch die Hosen gestrichen voll gehabt. Es ist nicht jedermanns Sache, sich zu wildfremden Leuten auf die Matratze zu legen und sie zu berühren und zuzulassen, auf dieselbe Weise berührt zu werden. Das war wahrhaftig gewöhnungsbedürftig.

Und ich nickte: „Okay, das mache ich. Hol mich einfach ab, und wir fahren gemeinsam hin."

So kam es, dass ich eine Woche später nach längerer Zeit unangemeldet wieder einmal in dem heimeligen Raum stand, in dem ich mir damals ganz neu begegnet war. Eines allerdings war anders als bei meinem *ersten Mal:* Es waren weitaus mehr Männer da als Frauen.

Das war ein Ding! In der Regel waren mehr Frauen da als Männer. An diesem Abend wäre ich gut beschäftigt, so viel war klar. Und bei dem Überangebot wollte ich mir wenigstens zwei Kuschler aussuchen, die ich besonders anziehend fand, und ich hielt unauffällig Ausschau. Schnell wurde ich fündig. Zwei auffallende Männer, mehr oder weniger in meinem Alter wuselten geschäftig hin und her und unterstützten Helga beim Herrichten des Raumes. Die waren es, kein Zweifel. Einem erfahrenen Kuschler fällt es nicht schwer, dem Zufall etwas nachzuhelfen und sich so zu platzieren, dass man den Wunschkuschelpartner erwischt.

Ich erwischte beide. Rolf lag links von mir, Ludwig rechts, und es begann ein wirklich schönes Gekuschel. Hin und wieder geht man beim Kuscheln wandern und sucht sich einen neuen Platz. So kam es, dass mir schließlich Rolf blieb, der ein wirklich begnadeter Kuschler war.

Er hatte ganz und gar mich im Fokus, übersäte mein Gesicht mit kleinen zärtlichen Hauchküssen (Küsschen erlaubt, Knutschen nicht), streichelte mich mit Hingabe, und genoss das mit einer Selbstvergessenheit, die mich berührte.

Ich ließ mich völlig fallen und genoss nur noch. Selbst beim Kuscheln hatte ich noch nie erlebt, dass jemand solche Freude am Geben hatte. Dieser Mann interessierte mich, unabhängig von diesem Abend.

Wir waren gleichzeitig fertig mit Umziehen und trafen uns an der Treppe, als wir gingen. Zu meinem nicht geringen Erstaunen ergriff Rolf meine Hand, und wir verließen händchenhaltend das Haus.

Ich war wie verzaubert. Ich hatte mir immer gewünscht, einmal im Leben so mit einem Mann zu gehen, aber es war nie passiert. Und hier geschah es einfach, völlig unverhofft.

Reiner wartete schon am Auto, das neben Rolfs stand und schaute erstaunt auf unsere Hände, die sich jetzt lösten.

Seine Brauen hoben sich fragend und ich zuckte mit den Schultern. Dann wendete ich mich zum Abschied wieder Rolf zu. Da sagte dieser etwas, was mich vollständig verwirrte: „Du, ich knapse noch an einer Beziehung, die eben zerbrochen ist. Momentan ist was Neues nicht drin."

Hä? Hatte ich den Eindruck gemacht, ihn auf die nächste Matratze ziehen und sofort vernaschen zu wollen?

„Äh, okay. In Ordnung. Kein Problem", sagte ich

großzügig, wie man so was halt sagt, wenn einem eigentlich die Worte fehlen.

In dieser Nacht schlief ich lange nicht ein. Rolf ging mir nicht aus dem Kopf. Er *hatte was*, und ich wollte mehr über ihn wissen. Die beste Gelegenheit wäre, bei der Wandergruppe mitzumarschieren, von der er mir erzählt hatte. Komischerweise war ich immer auf der Suche nach so was gewesen und hatte nicht gewusst, dass es sozusagen direkt vor meiner Haustür stattfand.

Eine kleine Maiwanderung schien mir geeignet und ich fand mich des sonntags am Treffpunkt ein. *Kein Rolf weit und breit. Schade!* Doch kurz vor dem Abmarsch kam er angefahren und ich erlebte in der Folge eine wirklich lustige Wanderung, flankiert von Rolf und Sandro. Wir schütteten uns über Witze aus, störten uns nicht am Regen, aßen Würstchen mit Kartoffelsalat bei einem Feuerwehrfest, das auf unserer Route lag, und ich horchte Rolf frauenlistig aus.

Am Ende der Wanderung war ich bestens informiert: Er war Sozialpädagoge, arbeitete selbstständig als Berater, war sowohl geschieden als auch erneut getrennt, hatte drei Kinder, mochte Wanderungen, Thermalbad und Comedy, liebte das Allgäu und den Bodensee, mochte die Berge lieber als das Meer und den Norden mehr als den Süden.

Er war locker und humorvoll und er war gern mit Frauen zusammen, das war spürbar.

Und ich war gern mit ihm zusammen. Deshalb freute ich mich, als er am Ende der Wanderung den Vorschlag machte, noch nicht nach Hause zu gehen, sondern in einem kleinen In-Café noch einen Absacker zu nehmen. Auch dort ging uns der Gesprächsstoff nicht aus und er erfuhr auch dies und das von mir. Auf dem Rückweg, er brachte mich nach Hause, beschlossen wir, einmal gemeinsam einen Mittelaltermarkt zu besuchen. Er hatte sogar entsprechenden Fummel und ich hatte das immer schon mal tun wollen, mich aber alleine nicht getraut.

Je länger ich mit Rolf zusammen war, desto mehr interessierte er mich. Wie war er wohl ... sonst?

Eines Abends fand ich im Briefkasten einen Zettel. Rolf schrieb, er hätte das Zusammensein mit mir genossen und würde sich freuen, wenn wir weiter Kontakt halten würden. Er melde sich wegen eines Termins.

Rolf besuchte mich am Wochenende darauf. Peinlicherweise ging mein Menü daneben; die gefüllten Paprika bestanden nur noch aus der Füllung, als ich den Topfdeckel hob, die Schale war völlig verkocht.

Rolf lachte und meinte, er sei nicht pingelig. Und schmecken würde es ja. Das tröstete mich, und ich fragte mich, wie der Besuch wohl weitergehen würde.

Dass Rolf sich mehr erhoffte, als ein missratenes Menü, war offensichtlich und ich war wahrhaftig auch nicht abgeneigt, ihn weiter kennenzulernen.

Nach einem Spaziergang zog mich Rolf aufs Sofa, legte den Arm um mich und begann ernst: „Bevor mehr zwischen uns passiert, und es wäre schön, wenn das so wäre, muss ich dir etwas sagen."

Ich schaute ihn erstaunt an und hatte das Gefühl so etwas schon irgendwo erlebt zu haben.

Rolf fuhr fort: „Meine letzte Partnerschaft ist daran gescheitert, dass meine Partnerin nicht damit konnte, dass ich spezielle Neigungen habe."

Ich kriegte Gänsehaut: Nein! Nicht das schon wieder! Was würde jetzt kommen? Na ja, an Nylonstrümpfe würde ich mich gewöhnen können und Latex ... Das war nicht unerotisch ... Aber sonst? Vielleicht war er darauf aus, *Fifty Shades of Grey* auszuprobieren? Nein! Das nicht. Nie wieder würde mich jemand schlagen. So schade es wäre, Rolf ziehen lassen zu müssen, aber das ... Nein!

„Spezielle Neigungen? Wie speziell?" In meinen Kopf rasten die Gedanken. Tausend Variationen zogen in Sekundenschnelle vor meinem inneren Auge vorbei.

„Sehr speziell."

Ich sah die Unsicherheit in Rolfs Blick und eine tiefe Verletzlichkeit, die mich berührte. Hier nahm jemand seinen ganzen Mut zusammen, um etwas Grundlegendes mitzuteilen. Und das konnte nur bedeuten, dass auch er eine eventuelle engere Beziehung in Betracht zog.

„Nun sag schon! Es ist nicht das erste Outing, das ich höre."

Rolf sah mich fragend an.

„Sag schon!"

„Ich möchte meine Frau verwöhnen, ihr dienen, sie auf Händen tragen, sie bitten, mir Unarten auszutreiben, wenn ich welche habe oder mir Verhaltensweisen anzugewöhnen, wenn sie dies will. Ich möchte, dass meine Frau meine Königin ist, meine Göttin und einzige Geliebte."

43

Mein Kopf wurde komplett leer. Was wollte er? Na, wenn das nicht speziell war, was war es dann? Und daran war die Partnerschaft gescheitert? Welche Frau konnte so blöd sein ... ich war fassungslos.

„Und das wollte deine Partnerin nicht?", fragte ich, um mich zu versichern, dass ich richtig gehört hatte.

„Na ja", dehnte er, „das hätte sie schon gewollt. Bloß den Rest halt nicht."

Den Rest! Aha! Es war also doch zu schön, um wahr zu sein.

„Welchen Rest? Nun spuck's bitte vollends aus."

„Na, die Fesseln und die Schläge, die Masken, die Knebel, Handschellen und so was."

Also doch *50 Shades of Grey!* Schade! Wirklich schade!

„Ne, wirklich. Also der erste Teil klang wirklich gut. Echt! Aber knebeln und schlagen lasse ich mich nicht. Niemand schlägt mich und ich steh nicht auf Schmerz. Strapse oder Latex, okay, aber das ... Nein!"

Rolf riss die Augen auf. „Dich schlagen? Im Leben nicht! Ich schlage keine Frau."

Wie? Jetzt verstand ich gar nichts mehr.

„Aber ...", begann ich, doch er unterbrach mich: „Nicht ich will dich schlagen und fesseln und so, sondern du sollst mir die Rute überziehen. Ich bin devot und suche eine dominante Frau."

Ich dominant? Mein ganzes Leben lang war ich alles andere gewesen als das. Obwohl ... wenn ich genau überlegte ... Aber jemanden schlagen? Ohne mich. Fesseln meinetwegen oder Handschellen ... aber sonst?

Ich war völlig geflasht. Meine Güte, was war das

denn? SM pur, nur umgekehrt. Und das mir! Der erste Teil klang wirklich verlockend. Was sollte ich da draus bloß machen. Und dann traf ich eine Entscheidung dadurch, dass ich mich nicht entschied.

„Weißt du was, Rolf? Das ist so verrückt und ungewöhnlich, dass ich erst mal drüber nachdenken muss. Und heute kriegst du mit Sicherheit keins übergezogen. Vielleicht kannst du dich für heute mit ganz normal begnügen? So ganz normal, wie es alle machen? Einfach, um zu sehen, ob es überhaupt passen könnte?"

Rolf grinste und meinte, während er sich erhob: „Na, wenn man so ein Angebot kriegt nach einer solchen Eröffnung, ohne zu hören: *Du bist ja pervers!*, dann ist das schon ein Erfolg. Lass es uns also einfach normal machen."

Und wir machten es normal oder so ziemlich normal. Zum ersten Mal machte ich die Erfahrung, dass ein Mann die Stellungen mehr genoss, bei denen er zu mir aufsehen musste und dass er die Kontrolle mir überließ. Das war ganz neu und überraschenderweise genoss ich das. Es berührte irgendeine Saite in mir, von deren Existenz ich gar nichts gewusst hatte.

Irgendwann beugte ich mich zu ihm hinab, umfing seinen Mund mit meinen Lippen und hauchte ihm meinen Atem ein. Es war ein magischer Moment, in dem etwas geschah, das ich nicht deuten konnte.

Willig empfing Rolf meinen Atem, atmete mit mir und aus mir, mit weit geöffneten Augen, aus denen pures Glück strahlte; und danach hatte sich etwas verändert. Ich hätte nicht sagen können, was, aber es war deutlich spürbar und sehr kostbar.

Das war das erste Mal, dass ich einen Hauch von dem wahrnahm, um was es hierbei eigentlich ging. Aber damals ahnte ich es noch nicht.

Kapitel 6

Die Schwelle zum Labyrinth

Auf dem Weg nach Füssen war ich recht schweigsam. Meine Güte, auf was hatte ich mich da eingelassen. Zwar war ich keine ahnungslose höhere Tochter aus überbehüteten Verhältnissen mehr, aber abgesehen von meinen jüngsten erotischen Eskapaden, waren meine Erfahrungen auf diesem Gebiet, sagen wir mal, brav-normalsexuell. Ich war als junges Mädchen wohl-aufgeklärt zwar, aber mit solchen Merksätzen wie: *Dein Gatte sollte dein erster Intimpartner sein.* oder: *Jungfrau zu sein, ist das höchste Gut einer jungen Frau!* auf die Welt losgelassen worden, und hatte, brav wie ich war, natürlich meinen ersten Intimpartner geheiratet. Leider! Ich hätte es besser nicht getan.

Und jetzt saß ich neben Rolf, der uns beide nach Füssen kutschierte, wo wir für drei Tage ausprobieren wollten, ob das mit uns funktionieren könnte. Zum ersten Mal würde ich in einer Ferienwohnung urlauben, ein Luxus, den ich zu Rucksack- und Tramperzeiten als dekadent abgetan hätte. Und diese Zeit würde eine des erotischen und sexuellen Experimentierens sein.

Ich dachte an die Tasche im Kofferraum, in der Rolf diverse *Spielzeuge* verstaut hatte. Es stand außer jedem Zweifel, dass ich keine Sorge haben musste, mich auf etwas Gefährliches einzulassen. Bange war mir dennoch. Ich grübelte über SM und Fetische nach, fragte mich, was der Unterschied war und ob es überhaupt einen gab, und nahm mir vor, das genauer zu recherchieren, wenn ich nach Hause kam.

Ich sah an mir hinunter und wurde mir zum ersten Mal bewusst, wie brav ich gekleidet war. Seltsam eigentlich, dass das alles ausgerechnet mir passierte.

„Wir sind gleich da", riss mich Rolf aus meinen Gedanken. „Hungrig?"

„Ja, ein wenig, und müde. Unterwegs sein mag ich nicht so. Ich komme lieber an."

Rolf lachte und bog in den Hof einer Pension ein.

„Na, packen wir erst mal aus, dann gehen wir essen und besorgen anschließend noch ein bisschen was für den Kühlschrank. Und dann sehen wir weiter."

Und dann … Tja … Ich würde sehen.

Das Allgäu war wunderschön, und als wir nach einem langen Spaziergang zurückkamen, war ich fast übermütig. Ich war mehr als gespannt auf das, was in der geheimnisvollen Tasche steckte, denn bisher hatte ich von solchen Sachen nur gehört oder Bilder gesehen.

Doch zunächst zog Rolf zwei Bücher hervor. Eines gab er mir: Anne West *Absolut Sex – Wie Sie jeden Mann um den Verstand bringen*. Ooooh!

„Das soll ich lesen?"

„Ja."

„Und was ist deins für ein Buch?"

Er zeigte mir den Titel: Anne West *Sex für Könner – Die Kunst, Frauen um den Verstand zu bringen*.

Ich riss die Augen auf. „Aha! Und warum?"

„Ich dachte mir, dass wir beide daraus noch was lernen können. Und die Autorin soll sehr gut sein. Wenn es dir recht ist, setzen wir uns beide jeden Tag eine Stunde oder so zusammen und jeder liest in seinem Buch. Und dann können wir uns austauschen. Was meinst du?"

Ich war gerührt. Dass ein Mann von mir erwartete, ihn so zu verwöhnen, dass der Sex ihn befriedigte, war mir vertraut. Dass ein Mann extra ein Buch lesen wollte, um zu lernen, wie er mir Vergnügen bereiten konnte, war neu. Dass er sich jedoch mit mir austauschen wollte, um mit mir zusammen zu erforschen, wie wir beide einander Vergnügen bereiten konnten, war wunderbar. Rolf ahnte wahrscheinlich nicht einmal, welches Geschenk er mir damit machte. Und so natürlich auch sich selbst.

„Das finde ich schön. Das möchte ich gerne tun."
„Fein!"

Ich hatte keinen erotischen Fummel. Ein etwas freizügiges Nachthemd hatte ich mitgenommen und noch halterlose Strümpfe gekauft, ebenso wie einen roten sexy Push-up mit passendem Slip. Das war's dann aber auch schon. Es hatte in den vergangenen Jahren keine Notwendigkeit gegeben, andere als zweckmäßige Kleidung zu tragen. Ebenso wie eine zweckmäßige und praktische Frisur: Der glatte schulterlange Bob begleitete mich seit dreißig Jahren.

Die brave, nicht besonders auffällige Durchschnittsfrau passte zu Fetischen und SM ungefähr so gut wie Mr. Bean zu Sophia Loren.

Das Nachthemd erwies sich als überflüssig. Wir schliefen schließlich nackt, nachdem …

49

Zunächst breitete Rolf seine Schätze auf dem Bett aus: Hand- und Fußfesseln für's Bett, Ketten mit Schlösschen, Augenbinde, Knebel, Nippelklemmen, Kabelbinder und eine kurze Reitgerte.

Ich untersuchte dieses Folterwerkzeug und fand es sonderbar. Warum liebte es jemand, sich fesseln zu lassen, warum wollte er Schmerz? Und warum wollte das eine solche Seele von Mann, wie Rolf es war? Und vor allem: War ich überhaupt fähig, jemandem Schmerz zuzufügen? Wohl nicht.

Ich kannte das Gefühl, geschlagen zu werden, und es war schlimm. Wie konnte ich dann einem anderen wehtun?

„Was ist so geil am Schmerz, erklär mir das", forderte ich Rolf auf.

„Es ist nicht der Schmerz, den mag ich eigentlich nicht. Es ist etwas anderes."

„Was denn?"

Aber er konnte es nicht wirklich erklären. Ich wandte mich wieder der Werkzeugsammlung auf dem Bett zu.

„Was ist das denn für ein Ding?", fragte ich und musste lachen. „Macht man mit dem, was ich denke, dass man damit macht?"

Im Prinzip war es offensichtlich, die Form erlaubte nur eine Deutung, aber es war einfach ... Na ... Einfach komisch.

Rolf grinste verhalten. „Ja, klar."

„Und wie nennt man dieses seltsame Pimmelmäntelchen?"

„Das ist ein Keuschheitskäfig."

Keuschheit! Aha! Nicht das Erste, was ich mit einem Mann in Verbindung gebracht hätte.

„So was, wie bei den Damen im Mittelalter?"

„Genau so was!"

Ich betrachtete das unglaubliche Instrument noch genauer.

„Da fehlt aber ein Schloss."

„Dafür ist das Hängeschlösschen."

„Aha! Und was ist der Kick dabei?"

„Nun, ich gebe die Herrschaft über meine Lust ab. Ich muss keusch bleiben, bis du es anders beschließt."

„Und das törnt an?

„Ja! Sehr!"

„Irgendwann werde ich das verstehen. Im Moment verwirrt es mich vor allem. Aber wenn das Ding schon mal da ist, dann ziehst du es morgen an, wenn wir wandern gehen."

Rolfs Augen fingen an zu funkeln: „Und den Schlüssel bekommst du in Verwahrung."

„Soso, die Schlüsselgewalt also."

Rolf grinste und räumte das Arsenal vorläufig wieder in den Koffer.

Schließlich liebten wir uns voller Zärtlichkeit, erkundeten die Hügel und Täler unserer Körper, spielten miteinander, neckten und jagten uns, und ich fragte mich, warum ich bislang nicht gewusst hatte, dass es so sein konnte.

Irgendwann griff ich wie selbstverständlich zu den Fesseln, verdammte Rolf dazu, meinen Händen ausgeliefert zu sein, ohne sich wehren zu können, den

Händen, die irgendwann Besitz ergriffen von dem verborgenen Zentrum zwischen seinen Beinen, das er nicht mehr verbergen konnte, denn er war hilflos und gefesselt. Und ich spielte mit ihm, bis sein Puls jagte und meine Hand den Schaft kaum mehr zu fassen vermochte und er fast überfloss, nur um ihn dann zappelnd die Achterbahn der Erregung hinabsausen zu lassen, bevor ich ihn wieder hochjagte.

Und verwundert stellte ich fest, dass es mir durchaus Spaß machte, die Fäden in der Hand zu haben.

Aber ich weigerte mich, ihn zu schlagen.

Wir hatten viel Zeit in den drei Tagen, und wir lasen miteinander die Bücher durch. Es war ein besonderes Erlebnis, und immer wieder unterbrachen wir uns, um nachzufragen, wie zum Beispiel: „Sag mal, ist die Klitoris wirklich vorne an den Schamlippen?"

„Ja, warum?"

„Ich dachte immer, die sei in der Scheide."

„Dort ist der G-Punkt."

„Bei dem Kapitel bin ich noch nicht."

Oder: „Wusstest du, dass die Eichel das Gegenstück zur Klitoris ist?"

„Aha. Dann haben Männer aber eine größere Klitoris."

„Mag sein. Aber an der Eichel sitzen nur 4000 Nervenenden, an der Klitoris 8000."

„Ich sags ja. Männer ziehen immer den kürzeren."

Es war tatsächlich so, dass wir eine Menge lernten. Am schönsten jedoch war die intime Vertrautheit, die dadurch entstand. Ich hatte noch nie eine solche Offenheit mit einem Mann erlebt und die Intimität des gemeinsamen Lesens und Austausches war in gewisser Weise tiefer als die im Bett.

Und ich erlebte zum ersten Mal voller Staunen, dass ein Mann Freude daran fand, mich zu verwöhnen, mir die Wünsche von den Augen abzulesen und mich auf Händen zu tragen. Es waren nicht bloße Worte gewesen, er behandelte mich tatsächlich so. Wie hing das alles zusammen? Ich würde es herausfinden. Das Rätsel faszinierte mich immer mehr.

Einige Wochen später – wir hatten einiges unternommen, waren im Gewand auf dem Mittelaltermarkt gewesen, durch den Wald gewandert und hatten Comedy-Abende besucht – saßen wir in Rolfs Wohnzimmer.

„Hör mal", setzte Rolf an, stockte und sagte dann: „Ich will ganz ehrlich sein mit dir. Ich mag dich wirklich gern, wirklich sehr gern ...", wieder stockte er, und ich wusste, was jetzt kam.

„Aber ich glaube nicht, dass das mit uns etwas werden kann."

Nach all dem, was gewesen war, hatte ich das nicht unbedingt erwartet.

„Und warum nicht?"

„Es stimmt nicht wirklich für mich."

„Kannst du das genauer sagen?"

„Ich möchte dir nicht wehtun."

„Rolf, jetzt hör auf. Du tust mir weh, wenn du um den heißen Brei herumredest. Spuck's aus. Ich werd nicht zusammenbrechen."

„Na ja, weißt du, du bist einfach ein bisschen zu brav. Nicht eigentlich du, aber deine Ausstrahlung. Du kommst einfach mütterlich rüber. Und damit hab ich ein Problem."

Ich schaute Rolf an und verstand. Kein Wunder, dass ich so rüberkam, war doch die längste Zeit meines Lebens davon geprägt gewesen, daran zu arbeiten, eine möglichst gute Mutter und brave Tochter zu sein, ohne dass mir das bewusst gewesen war.

Erst das Zusammensein mit Rolf hatte mir das bewusst gemacht. Doch ich hatte immer gewusst, dass in mir auch eine Rebellin schlummerte, jemand, der genau das Gegenteil von all dem war, was ich gelebt hatte.

„Ich weiß, du hast recht. Aber eigentlich bin ich das nicht."

„Das glaube ich. Aber ich denke, es ist schwer, das abzuschütteln, was man ein Leben lang gelebt hat. Und ich hab einfach eine andere Vorstellung von der Frau, die ich langfristig suche. Bitte sei nicht böse, aber deine Frisur ist nicht vorteilhaft. Sie macht dich langweilig und fad. Optisch, meine ich."

Da war ich selbst schon draufgekommen. Er hatte recht.

„Da ich aber eine feste Partnerin suche, du es aber wohl nicht bist, muss ich dir das sagen. Es wäre unfair dir gegenüber, wenn ich es nicht täte."

Ich schwieg und dachte nach. Natürlich war es nicht schön, so etwas zu hören, aber es war ehrlich, und auch das war neu für mich. Bislang war ich eher vertraut damit, von einem Partner belogen zu werden. Ich glaubte, Rolf zu verstehen. Und wenn für mich gestimmt hätte, was er sagte, wäre ich aufgestanden und gegangen. Es stimmte so aber nicht. Ich wusste einfach tief drin, dass wir zusammenpassten.

Und so fasste ich einen Entschluss, der einen Weg vorgab, dessen Ende ich nicht kannte. Es konnte ein großer Schmerz sein oder ein großes Glück. Und ich war bereit, das Erste gegebenenfalls anzunehmen, um dem Zweiten eine Chance zu geben.

„Und drum willst du, dass wir uns jetzt trennen, weil du dich weiter auf die Suche machen willst? Und bis dahin?"

„Werde ich wieder alleine sein."

„Aber dann lass uns doch bis dahin weiterhin Spaß zusammen haben. Grundsätzlich verstehen wir uns doch gut, oder?"

„Ja, schon."

„Und du willst das nicht?"

„Ich fände das toll. Aber das kann ich dir nicht zumuten. Stell dir vor, ich komm eines Tages und sag dir, dass ich die Frau jetzt gefunden habe und nun Schluss ist. Das ist doch nicht schön."

„Nun ja, natürlich. Aber bis dahin haben wir es doch schön miteinander und das ist mehr, als das nicht zu haben, oder? Außerdem könnte es ja auch umgekehrt sein und ICH plötzlich den perfekten Partner finden."

Rolf nickte. „Das ist allerdings wahr."

„Und würdest du unter der Bedingung dabeibleiben, dass ich eines Tages käme und sagte: Jetzt hab ich ihn gefunden, das war's?"

„Ja, sicher. Du bist schon eine besondere Frau, weißt du das?"

„Ja, das weiß ich." Ich lachte und dachte: Immerhin

das hast du schon gemerkt und du wirst noch manches merken, wovon du noch nichts ahnst.

Und so blieben wir zusammen.

Als erstes ließ ich mir einen frechen Kurzhaarschnitt verpassen, denn Mama war definitiv vorbei. Dann kaufte ich mir einige Tops, die ein bisschen mehr zeigten als die braven Blusen bislang. Das wäre doch gelacht ...

Rolfs Blick beim nächsten Treffen zeigte mir, dass ich auf dem richtigen Weg war.

Inzwischen wusste ich auch, dass ein Fetisch ein Gegenstand ist, der jemanden in sexuelle Erregung versetzt und SM eine sexuelle Praxis, bei der ein Mensch Lust oder Befriedigung durch Schmerz, Macht oder Demütigung erfährt.

Also waren es doch verschiedene Dinge. Nun, ich würde weiter forschen, um besser verstehen zu lernen, was es denn mit diesem Schmerzding auf sich hatte.

Und ein Teil in mir, der bislang keine Möglichkeit gehabt hatte, sich zu zeigen, begann aus dem Dornröschenschlaf zu erwachen.

Intermezzo

Vertrag

Beim Frühstück: „Wieso willst du mich unbedingt als Herrin? Du kannst mich doch auch so verwöhnen. Wenn du das unbedingt willst, dann tu es doch. Warum soll ich dazu irgendwas machen, damit du das tust?"

„Darum geht es doch nicht."

„Dann sag mir, worum es geht! Du stehst doch auf Schmerz, nicht?"

„Nein! Überhaupt nicht. Es ist nicht der Schmerz. Es ist das ganze Paket: Wenn du als Frau entsprechend zurechtgemacht bist, deine Reize zeigst, mich anmachst. Wenn du die Kontrolle übernimmst, dominant bist, mir zeigst, wo es lang geht …" Rolf schwieg.

„Frauen tun das in der Regel doch sowieso, ob Männer das merken oder nicht."

„Ja, eben. Aber bei diesem Spiel wird das offensichtlich, es ist ganz klar. Die Frau setzt ihre Waffen bewusst und absichtsvoll ein. Sie weiß, was sie tut."

„Wie eine Hure? Ist es das?"

Rolf nickte nachdenklich. „Vielleicht. Vielleicht ist das Erregende daran, dass eine Frau bei diesem Spiel einen Aspekt von sich lebt, den sie sich ansonsten nicht erlaubt."

„Den Hurenaspekt?"

„Den Hurenaspekt! Im positiven Sinn."

„Positiv? Na, das wird schwierig."

„Ja? Warum denn?"

„Muss ich dir das erklären? Frauen sollen nicht *SO* sein. Das weißt du doch."

Rolf schaute mich nachdenklich an, dann begann er zu grinsen.

„Och, bislang hatte ich nicht das Gefühl, dass dich der Gedanke daran, *SO* zu sein, besonders erschreckt hat."

Ich lachte. „Ja, ja, ja! Inzwischen hab ich es über, braves Mädchen sein zu sollen, nur um in den Himmel zu kommen. Ich will lieber ein böses sein, die kommen überallhin."

„Na dann. Wieso erschreckt es dich dann so, mir mal eins überzuziehen?"

Ich zögerte, doch dann gab ich mir einen Ruck. „Ich habe Angst, dabei die Kontrolle zu verlieren. Angst, dir zu sehr wehzutun. Es steckt einfach tief in mir drin. Ich liebe dich, verstehst du?"

„Und wenn ich es dir schriftlich gebe, dass ich damit einverstanden bin …"

Geschockt unterbrach ich ihn: „… dass ich die Kontrolle verliere und dir wehtue?"

„Nein, dass du mich züchtigen darfst."

„Echt?" Auf eine solche Idee wäre ich nie gekommen.

„Und ganz egal, was du über mich verfügst, es wird in Ordnung sein, und ich werde mich deinen Entscheidungen fügen. Ich bitte nur darum, dass es zeitlich beschränkt ist, wenn es während der Arbeitszeit geschieht. Ich muss nebenbei noch Brötchen verdienen."

„Ja, klar." Na, langsam wurde die Geschichte wirklich interessant.

Und so schlossen wir den ersten Vertrag:

Spielregeln für das allseits beliebte
Kaiserin – Diener – Spiel

Die Kaiserin (ab jetzt so genannt)

◊ erscheint in ihrem roten Outfit + Halskette und Ohrringe.
Der Diener, wird im Internet recherchieren und der Kaiserin Beispielbilder von angemessenem kaiserlichem Outfit zu senden, desgleichen einschlägiger Spielzeuge, deren Gebrauch durch die/mit der Kaiserin er sich vorstellen könnte. Die Kaiserin behält sich jedoch vor, solcherlei Hinweisen zu folgen oder auch nicht. Sie kann den Diener jederzeit zunächst als Freundin empfangen und sich nach Belieben verwandeln.

◊ kann grundsätzlich den Diener jederzeit persönlich zu sich bestellen und besuchen. Sie erhält zu diesem Zweck einen Haustürschlüssel, da es der Kaiserin durchaus beikommen kann, den Diener auch zu später Stunde nach Belieben zu überfallen. Desgleichen wird der Diener einen Schlüssel zum kaiserlichen Palast erhalten, da sich die Kaiserin nicht aus dem warmen Bett erheben wird, um zu öffnen.

◊ Sie darf den Diener während der Woche einen Tag (7 Uhr bis 3 Uhr in der Nacht) oder an zwei Abenden, oder das ganze Wochenende (nach Belieben Freitagabend, Samstag und Sonntag, oder kürzer) in Anspruch nehmen. (Ausnahmen, siehe Diener). Sollte jedoch ein Fall von unvorhergesehener Dringlichkeit eintreten – sei es von Seiten des Dieners oder von Seiten der Kaiserin – kann aus dem einen oder anderen *Oder* auch ausnahmsweise einmal ein *Und* werden, was von Fall zu Fall zu verhandeln wäre.

◊ Sie macht dem Diener nach Belieben klar, dass er ihre Anweisungen/Befehle, sofort und gut zu befolgen hat. Dies gilt auch für E-Mail-Anordnungen, die unbegrenzt und jederzeit gelten. Auf E-Mail-Anordnungen hat der Diener innerhalb von 15 Minuten zu antworten.

◊ Der Diener hat sich seiner Kaiserin gegenüber stets, auch im Hinblick auf seine Gedanken *nackt auszuziehen*. Das heißt, er muss ihr seine Gefühle, Ängste, Wünsche, usw. ehrlich offenbaren, damit sie weiß, wie ihre Anordnungen wirken. Es liegt im Ermessen der Kaiserin, auf dienerliche *Wünsche* einzugehen oder nicht.

◊ Sollte der Diener nicht oder schlecht gehorchen, darf sie ihn nach Belieben bestrafen. Strafen können z. B. sein: Der *kleine Drache* wird eingesperrt; er darf 1 Tag/Wochenende kein *Feuer spucken*, muss *in Ketten* schlafen usw. Der Diener wird eine Prioritätenliste *schlimmster und schlimmer Strafen* erstellen. Die Kaiserin wird sich ebenfalls ihre Gedanken machen, diese aber für sich behalten und gegebenenfalls zum Einsatz bringen.

◊ Die Spielregeln treten ab sofort bzw. endgültig nach Unterzeichnung am Fr. 13.08.2011 in Kraft und gelten zunächst bis zum 30.09.2011, bzw. enden, falls der Freund sich in eine andere Frau verlieben sollte.

Sollte das geschehen, hat der Diener sofort und unverzüglich der Kaiserin Meldung zu machen solcherart, dass er sie in ein edles Lokal ausführt, um genauen Bericht zu erstatten. Bei selbiger Gelegenheit werden dann auch die Schlüssel ausgetauscht. Zudem hat der Diener seiner Kaiserin ein Abschiedsgeschenk + 100 *Taler* zu geben.

◊ wird sich in dem Fall, der im letzten Abschnitt geschildert ist, in einen Dornröschenschlaf begeben, dessen Dauer von *vorübergehend* bis *ewig* sein kann.

Vorbehaltlich des möglichen Umstandes, dass auch die Kaiserin einen neuen Genossen haben kann. Da weder die Kaiserin noch der Diener *auf zweierlei Hochzeiten* tanzen, kann die Kaiserin nur bei eventuellem erneutem *beiderseitigem* Solo wieder wachgeküsst werden, wobei sie sich in dem Falle ein *Ja* oder *Nein* bezüglich der Wiederaufnahme vorbehält.

◊ behält sich vor, eventuelle Ergänzungen dieses Vertrages vorzunehmen, sollten ihr noch welche notwendig erscheinen. Dem Diener sei gestattet, ebensolche vorzuschlagen. Die letzte Entscheidung über Für und Wider obliegt der Kaiserin.

Der Diener

◊ trägt in der Öffentlichkeit ein rotes T-Shirt und eine schwarze Hose. Bei zu großer Kälte eine rote Jacke zusätzlich.

◊ Sollte er keine solche besitzen, befiehlt die Kaiserin,

sich eine zuzulegen, welche er nur in ihrem Beisein erstehen darf.

Zu Hause ist er in der Regel nackt mit Halsband oder sonstigen Bändern oder dergleichen Accessoires, deren Nutzung der Entscheidung der Kaiserin obliegt.

◊ hat das Recht, einzelne Tage und Wochenenden für sich privat zu reservieren, muss die jedoch mindestens 7 Tage vorher der Kaiserin per Mail melden. (Siehe Punkt 2 Kaiserin)

◊ darf nur 1× im Monat eine Anordnung/Befehl verweigern, hat somit ein bescheidenes Vetorecht. Dieses Vetorecht kann sich nur auf eine Sache des WIE beziehen, aber nie auf einen Moment des WANN. Die Kaiserin ist immer Herrin über die Zeit. Ausnahme: Unvorhergesehene berufliche Termine.

◊ hat immer dafür Sorge zu tragen, dass weder Kaiserin noch Freundin je frieren müssen. Und macht immer der Kaiserin Meldung, wenn ihm ein hübscher Fummel ins Auge fällt, den er sich an ihr vorstellen könnte. Wobei sich die Kaiserin vorbehält, sich diesen Fummel von ihm schenken zu lassen.

◊ hat auf allen nicht beruflichen Terminen, die er ohne Kaiserin wahrnimmt, immer den *kleinen Drachen* einzusperren, wobei die Kaiserin, sofern es organisatorisch machbar ist, sich gerne vorbehält, dies eigenhändig zu tun. Der Diener muss aber gegebenenfalls nicht sagen, wohin er unterwegs ist oder zu wem.

◊ versteht alle Termine, die er angibt, bezüglich der 7-Tage-Regel als verbindlich. Was besagt, dass er innerhalb der Frist keine Änderungsmöglichkeit hat. Ausgenommen plötzliche berufliche Termine.

Erziehungsmaßnahmen, die mehr Hingabe beweisen sollen sind z. B.:

◊ Der Kaiserin einen Verwöhntag zu gestalten.
◊ Die Kaiserin mit einer Tantra-Massage verwöhnen.
◊ Der Kaiserin ein (erotisches) Geschenk machen.
◊ Der 48-Stunden-Dienst. (Sa./So. Dauerdienst)

Ich legte das Papier mit gemischten Gefühlen zur Seite. War so was normal? Drohte ich in eine Richtung abzugleiten, die nicht mehr gesund war? Wurde ich manipuliert und merkte es gar nicht?

Warum fühlte sich das Ganze dann nicht falsch an? Und wie konnte ein Mann, der meine Vorstellungen von einem sensiblen, zärtlichen, fürsorglichen, männlichen (ja, tatsächlich: männlichen), verantwortungsvollen Partner erfüllte, sich nach solchen SM-Praktiken sehnen? War das falsch? Oder war meine Vorstellung von dem, was richtig oder falsch war, falsch? Ich wusste es nicht, eigentlich wusste ich gar nichts mehr, außer, dass ich diesen Mann liebte und bereit war, mich auf das Spiel einzulassen, von dem ich nicht wusste, wohin es mich bringen würde.

Den Vertrag legte ich zu den Akten, denn bald merkten wir, dass er so nicht konsequent einzuhalten war. Aber wir hatten immerhin drüber nachgedacht.[1]

---

[1] Später erfuhren wir, dass Verträge dieser Art rechtlich gesehen sittenwidrig und daher nicht bindend sind. Besteht das Bedürfnis, der Freiwilligkeit von beiden Seiten Ausdruck zu geben, ist ein Liebesbrief passender, der die Lady absichert, sollte doch einmal eine Session danebengehen. Man weiß ja nie.

Kapitel 7

Durchbruch

Rolf arbeitete selbstständig von zu Hause aus. Ich musste nicht mehr arbeiten, also war ich diejenige, die pendelte. Zwar hatte ich nur 7 km zu fahren, aber es begann nervig zu werden, das, was ich brauchte, immer dort zu haben, wo ich gerade nicht war.

Nach und nach schaffte ich mir wesentliche Utensilien wie Zahnbürste, Cremes und dergleichen zweimal an. Und irgendwann begann der Prozess, der Männer offensichtlich zu fassungslosen Zuschauern macht: die schleichende Eroberung von Rolfs Kleiderschrank. Männer haben einfach keine Vorstellung davon, was eine Frau alles braucht, um sich wohlzufühlen.

Jedes Mal, wenn ich kam, war etwas verändert, oder es hatte sich etwas Neues eingefunden; meist im Schlafzimmer – vor allem im Schlafzimmer. Mal waren es Hand- und Fußfesseln, die die vier Ecken des Bettes zierten, mal eine Maske oder Karabinerhaken, die wie zufällig, aber eindeutig einladend auf der Bettdecke lagen. Ich nahm alles zur Kenntnis, machte jedoch keinerlei Anstalten, mich freudestrahlend darauf zu stürzen. Im Gegenteil, ich tat, als hätte ich nichts gesehen. Ich genoss Rolfs Rappeligkeit zunehmend. Ich wusste genau, was er sich wünschte, aber ich gab es ihm zunächst mal nicht.

Er hoffte, dass es irgendwann kommen würde, aber er wusste nie, wann genau und wie.

Wir spielten damit, und ich versuchte, nach wie vor zu ergründen, um was es hier eigentlich ging. Ich war nie zuvor so intensiv im Internet unterwegs gewesen. Ich las alles, was ich zum Thema SM und BDSM finden konnte, rauf und runter, erfuhr die unglaublichsten Dinge, informierte mich über Praktiken, Fetische, Instrumente und Clubs, aber über das, was mich am meisten rätseln ließ, fand ich nichts:

„Erzieh mich, mache mich zu deinem Diener, und ich werde dich auf Händen tragen und dich zu meiner Königin machen."

Bei BDSM und SM ging es, soweit ich es verstand, eher um Herrin und Sklave respektive Herrn und Sklavin.

Das aber war es nicht. Wäre das der Fall gewesen, hätte ich mich gar nicht so weit eingelassen. Ich war noch da, weil ich genau dieses Rätsel verstehen, die Regeln dieses Spiels ergründen wollte. Und das Spannende daran war, dass selbst Rolf es nicht verstand.

„Ich frag mich, weshalb ich das brauche. Wieso SM? Wieso sehne ich mich so sehr, mal den Arsch versohlt zu kriegen? Dabei stehe ich eigentlich gar nicht wirklich auf Schmerz. Ich weiß noch nicht mal genau, was es wirklich ist, worauf ich stehe. Ich suche meine Königin, meine Herrscherin, die Frau, die mir hilft, einen besseren Partner aus mir zu machen, die ich auf Händen tragen kann und die mich wieder in die Spur bringt, wenn ich aus dem Tritt gerate. Eine Frau, die mich wirklich liebt und die ich mit all meinen Sinnen lieben darf."

Das klang zu schön, um wahr zu sein. Und ich fragte mich, ob ein solches Ziel überhaupt erreichbar war.

Aber ich liebte diesen Mann. Was die Zukunft bringen würde, wusste ich nicht, alles war möglich, selbst *DIE EINE*, die möglicherweise nach Rolfs Vorstellung besser passte als ich. Für den Moment zählte nur das: Es lohnt sich, hier zu investieren.

Und dann kam der Tag, an dem etwas geschah, was für mich noch kurz zuvor nicht denkbar gewesen war. Rolf spielte sein Lieblingsspiel: mich herauszufordern. Später lernte ich, dass dies als *topping from the bottom* bekannt ist.

Bislang hatte ich das Heft in der Hand gehabt, hatte bestimmt, was wann wie zu geschehen hatte und Rolfs Verwöhnanfälle genossen.

An diesem Morgen war er knatschig. Irgendwas war ihm über die Leber gelaufen und er ließ es an mir aus. Er landete einen Knaller nach dem anderen an meine Adresse, und irgendwann war das Fass voll. Ich wurde stinkwütend.

Und dann tat ich, was ich bis dahin als absolutes No-Go betrachtet hatte (verständlich für jemanden, der als Kind geschlagen worden war): Ich eilte ins Schlafzimmer und schaute mich nach irgendetwas um, mit dem ich ihm den Hintern versohlen konnte. Zum damaligen Zeitpunkt gab es meine Gertensammlung noch nicht.

Das einzige, was ich fand, war ein dickes, langes

Seil. Rolf hatte bestimmt an etwas anderes gedacht, als er es kaufte, aber mir kam es jetzt gerade recht.

Bevor ich die Schranktür schloss, fiel mein Blick auf das neue Ledermieder, ein Geschenk Rolfs, das ich liebte und gerne trug. Und spontan beschloss ich, mich entsprechend zu stylen, weil es mir erleichtern würde, in diese ungewohnte Rolle zu schlüpfen.

„Ha! Jetzt wirst du Augen machen!"

Ich legte das Mieder an, streifte die Glitterhose über, eine enge, schwarze Leggin und stieg in die High Heels, die ich vorsorglich für solche kurzen Sessions gekauft hatte, obwohl mir die Dinger normalerweise zu hoch sind.

Und zum Schluss kam noch die venezianische Karnevalsmaske Marke *Vamp* zum Einsatz, die ich für besondere Momente ganz hinten im Schrank versteckt hatte.

Und wenn ein Moment besonders war, dann der folgende:

„Rolf!" Hart, kurz, zornig und bestimmt.

„Hä?", Rolf drehte sich irritiert nach mir um und riss die Augen auf.

„Hierher! Auf die Knie!" Ich schlug auffordernd mit dem vierfach gelegten Seil gegen meinen Schenkel. Mein Herz klopfte zum Zerspringen. Hier und jetzt würde etwas geschehen, das auf jeden Fall richtungsweisend wäre.

Egal, wohin es führte, jetzt konnte ich nicht mehr zurück. Neben der Angst gab es aber auch eine Erregung, die ich bislang nicht kannte.

Rolf stand auf wie in Trance, sah das Seil in meiner Hand und öffnete den Mund.

„Schweig! Du hast den Mund zu halten. Auf die Knie!"

Gehorsam sank Rolf auf die Knie und schaute ergeben zu mir auf.

„Hose runter!"

Die Augen unverwandt auf mein Gesicht gerichtet, streifte Rolf die Hose ab und dann den Slip.

„Auf alle viere!" Einen nackten Mann auf allen vieren von hinten zu betrachten, ist ein spezielles Vergnügen. Ich genoss erst mal den Anblick und stellte verdutzt fest, dass Rolf an der Situation offensichtlich sein Vergnügen hatte.

„Ich glaub es ja nicht! Na, warte, mein Freund, ich werd dir das gleich austreiben. Du weißt, wofür du das jetzt gleich kriegst?"

„Ja, Herrin! Ich habe dich geärgert. Ich war ungerecht zu dir."

„Richtig! Ist das erlaubt?"

„Nein, Herrin!"

„Und wie viele Schläge hast du verdient? Du setzt dein Strafmaß selbst fest!" Zu meiner Überraschung reagierte sein Zentrum sichtbar darauf.

„Verdient hätte ich mehr, aber wenn es der Herrin gefällt, würde ich sagen: zwölf?"

„Zwölf! In Ordnung. Aber die Zwölf werden dir vorkommen wie hundert, das verspreche ich dir. Du wirst dich für jeden Schlag bedanken und mir sagen, welche Stärke er auf einer Skala von eins bis zehn hat."

„Ja, Herrin!" Er zitterte am ganzen Leib, was mit der Zimmertemperatur allerdings nichts zu tun hatte.

Und dann holte ich aus! Ich hatte keine Erfahrung damit, wusste nicht, wie viel zu viel war und wie viel zu wenig. Und ich schlug zum ersten Mal zu.

Der Schlag entlockte Rolf ein Keuchen, dann meldete er wie befohlen: „Danke Herrin, sechs."

Sechs? Mir waren sie vorgekommen wie zwanzig. Ich schlug erneut zu.

„Danke Herrin, sieben."

Zu meiner maßlosen Überraschung meldete sein Gemächt, dass es Spaß hatte an der Prozedur. Ich wurde ärgerlich. Das sollte eine Bestrafung sein, keine Vergnügungstour. Diesmal holte ich weiter aus. Rolf entfuhr ein Zischen zwischen zusammengepressten Zähnen.

„Danke Herrin, neun."

Gut so! Und während ich weiter zuschlug, wurde mir bewusst, dass zum ersten Mal ich diejenige war, die das Heft in der Hand hatte, dass ich mich zum ersten Mal gegen despektierliches Verhalten mir gegenüber wehrte, und das fühlte sich gut an.

Beim zwölften Schlag kam endlich die erwartete Meldung: „Danke Herrin, zehn."

Ich ließ das Seil sinken und schaute völlig erschrocken auf die Spuren, die es auf Rolfs Schenkeln hinterlassen hatte.

„Mein Gott ...", setzte ich an, doch dann geschah etwas, das mir die Sprache verschlug und das ich niemals wieder vergessen würde.

Rolf richtete sich auf, umfasste meine Knie, legte die Wange daran und zitterte wie Espenlaub am ganzen Körper. Im ersten Moment dachte ich zutiefst schockiert, ich hätte die Sache übertrieben.

Doch dann hörte ich, was er stammelte: „Das ist geil, das ist so geil, danke, Herrin, danke, danke. Oh Gott, ist das geil."

Tränen traten ihm in, die Augen, und er wischte sie nicht weg. Ich beugte mich hinab und hob ihn auf. Er legte die Arme um mich, presste mich an sich und stammelte immer wieder: „Danke, danke."

Schließlich führte ich ihn zum Bett, ließ mich, ihn umfangend darauf nieder und hielt ihn nur fest. Wieder schüttelte es ihn von Kopf bis Fuß und er murmelte, stammelte und flüsterte pausenlos Worte, von denen ich nur wenige verstand, aber das war nicht wesentlich. Es waren wortlose Worte, die alles sagten.

Ich deckte uns zu, hielt ihn fest und versuchte zu verstehen, was da passiert war. Irgendwann ließ das Zittern langsam nach, und Rolf richtete sich, gestützt auf die Ellbogen, auf. Er schaute auf mich herab und ich sah reine Ergriffenheit in seinen Augen. Dieser Blick war so sehr Seele, so sehr Gefühl, wie ich es nie von Seiten eines Mannes erwartet oder gar für möglich gehalten hätte. Und noch etwas war neu: Dieser Blick war ganz und gar Liebe.

Und ich begriff etwas, das unsere Beziehung von nun an völlig verändern würde: Das, was ich nicht verstehen und was Rolf mir auch nicht erklären konnte, hatte sich hier offenbart.

Rolf war durch das Erlebte auf eine Weise mit sich selbst und seinen Gefühlen in Kontakt gekommen, wie er es sonst nicht hätte können.

Rolf konnte nicht aufhören, mich zu küssen und

zu streicheln. Längst hatten wir alles abgelegt und spürten einander Haut an Haut, er erforschte meinen Körper mit Händen, Lippen und Zunge, als sei es das erste Mal, und immer wieder gab er kleine Laute von sich, Laute reinsten Entzückens. Und wir liebten uns mit ganz neuer Intensität.

„Das ist einfach so ... so ... geil", murmelte er danach erneut.

Diesmal entgegnete ich: „Was ist denn so geil, was daran?"

„Alles! Dass es überhaupt passieren konnte. Dass es so viel toller und wunderbarer ist, als ich mir hätte träumen lassen und weil ich jetzt ganz sicher bin."

„Sicher? In Bezug worauf?"

Zärtlich schaute er auf mich herab: „Dass du mich liebst."

Ich brach in Lachen aus. „Ich krieg mich nicht mehr! Da versohle ich einem Mann den Arsch nach Strich und Faden oder nach Strich und Seil, dass mir selbst ganz blümerant wird, und er flippt aus und weiß danach erst sicher, dass ich ihn liebe?"

Rolf lächelte und strich mir eine Haarsträhne zurück. „Verstehst du das nicht?"

„Nicht wirklich."

„Dabei ist es ganz einfach: Ich weiß doch, dass dir der Gedanke zuwider war, mich zu schlagen, und ich weiß auch, warum. Du weißt, wie es sich anfühlt, geschlagen zu werden."

Ich nickte. Das wusste ich wirklich und für mich hatten sich Schlagen und Schmerz immer mit der Erfahrung der Kindheit verbunden.

„Und schau: Du wusstest, wie sehr ich mich nach dieser Erfahrung gesehnt habe. Ich dachte, du würdest das nie können. Und dann hast du es doch getan. Das ist nur möglich, wenn du mich liebst. Und du musst mich sehr lieben, wenn du das tun kannst."

Ich lächelte Rolf an. Er hatte recht. Wir hatten beide etwas Wesentliches erlebt und erkannt, und wir wussten, dass Rolf die Suche nach einer anderen, besser passenden Frau aufgegeben hatte. Ein gemeinsamer Weg hatte begonnen.

Kapitel 8

FLR

Nach dieser ersten Session war Rolf bemerkenswert *aufgeräumt*. So, als wisse er jetzt, wo er hingehörte. Er war besonders zärtlich, verwöhnte mich, wo er konnte und versicherte mich immer wieder seiner Ergebenheit. Für mich war das eine ganz neue Erfahrung. Ich wurde auf eine Weise wahrgenommen, wie ich es mir immer ersehnt hatte, wie es sich wohl jede Frau ersehnt, ich hatte so etwas jedoch nicht für möglich gehalten und es unter der Rubrik: *Was Frauen wünschen, aber nie erleben,* abgelegt. Es war also möglich. Aber offensichtlich kam es nicht von alleine.

Ging das nur, wenn frau um sich schlug? Wenn sie bereit war, Mann zu erziehen? Wenn sie Vamp, erotische Verführerin, Beherrscherin des Mannes war? Warum passierte das normalerweise nicht einfach so? Unlösbares Rätsel.

Ich fuhr fort, Antworten im Internet zu suchen. Unsere erotische *Bibliothek* wuchs an. Aber außer *Dom- und Sklaven-Themen* fand ich in dem Bereich nichts. Ich gab nicht auf. Die Erfahrung hatte mich gelehrt, dass ich irgendwann eine Antwort finden würde, wenn ich weitersuchte.

Als ich sie fand, brauchte ich einige Zeit, bis ich erkannte, um was es tatsächlich ging.

Eines Morgens rief Rolf vor dem Frühstück an: „Ich hab da gestern Abend eine Seite im Internet entdeckt, die sich lohnen könnte. Schau mal rein. Ich hab leider im Moment keine Zeit dazu. Vielleicht ist das ja was."

So kam es, dass ich mich zum ersten Mal in *Minervas Juwelen* einloggte und den Begriff: Female led relationship (FLR) kennenlernte. Ich erfuhr, dass dieser Beziehungsstil sich in England und den USA zunehmend verbreitete. Eine weitere Bezeichnung dafür war *Caring Domination*.

Die Autoren der Seite, Achatz und Amélie, lebten schon länger in einer FLR-Beziehung, und es war unendlich hilfreich, zu lesen, was sie mit den Menschen teilten. Man google mal FLR oder female led relationship. Die Ausbeute ist mager und das meiste nicht hilfreich.

Ich las bis in die Nacht. Als ich den PC schloss, wusste ich, dass ich angekommen war. Das also war es. Und es hatte einen Namen: FLR.

Dort wurde beschrieben, was ich fühlte, aber nie hatte benennen können:

Submission geschieht in diesem Lebensstil aus freiem Willen. Der Mann beugt sich aus freiem Entschluss vor seiner Göttin, Königin oder Kaiserin in einem Akt der Hingabe an das Weibliche und anerkennt, dass die Frau ihm übergeordnet ist. Dies ist frei von Zwang und muss es auch sein.

Es geht hierbei um weibliche Autorität

und liebevolle Fürsorge, worin sich die ge-
sellschaftliche Entwicklung zu weiblicher
Vorrangstellung fortsetzt.

Und was Amélie *für normale Frauen* schrieb, nahm mir
eine Last: Rolf tickte nicht falsch, nur halt gewissermaßen *speziell*, und ich war nicht schräg drauf, wenn
ich mich auf *so was* einließ, sondern im Gegenteil eher
besonders klug. Man höre und staune:

> *Dein Mann hat dich vielleicht auf diese Seite*
> *geführt, weil er ein* spezielles *Anliegen hat.*
> *Er will offenbar, dass du vorsichtig an*
> *etwas herangeführt wirst, dessen er sich*
> *eigentlich schämt.*
> *Er weiß nicht, wie er sich ausdrücken soll,*
> *aber er möchte es gerne mit dir teilen.*
> *Es ist sehr wichtig für ihn, das ist sicher.*
> *So kann es sein, dass er damit schon ein biss-*
> *chen verzweifelt ist, ohne dass du das weißt.*
> *Bravo, du bist hier, also keine Panik.*
> *Darin liegen eine Menge Chancen für dich*
> *und für euch!*

Ich war ganz aufgeregt, als ich das las. Da waren welche, die genau verstanden, was bei uns los war, weil
bei ihnen genau dasselbe los war.

> *Ich möchte allen Frauen Mut machen, die, auf*
> *welchem Wege auch immer, entdeckt haben,*
> *dass ihr Mann submissive Träume hat.*

Offenbar gab es mehr davon, als ich dachte!

Dies ist kein Grund sich zu trennen. Selbst wenn du eigentlich lieber einen dominanteren Mann hättest. Überlege dir genau, was du eigentlich haben willst! Einen Macho willst du nicht und einen Typen, der dich zu seinem Besitz machen will, willst du auch nicht; ebenso wenig wie einen Mann, der 3 × in der Woche Sex will, sich dabei aber wenig um deine Belange kümmert und anschließend sofort einschläft.

Da hatte sie wahrhaftig recht. Es war mehr als hilfreich, darüber nachzudenken, bevor man sich festlegte.

Auf der anderen Seite, willst du, dass er weiß, was er will, dass er kein Weichei ist und dass er dich im Bett total verwöhnt (oder auch mal richtig hernimmt).

Dass er Verantwortung im Haus übernimmt (behält). Dass er dir ganz zur Seite steht.

Wie wahr! Ganz andächtig verdaute ich die Tatsache, dass so was nicht nur möglich zu sein schien, sondern, dass ich offensichtlich ein solches Exemplar ergattert hatte.

Einem erwachsenen Mann auf den Hintern

zu schlagen, das kam für mich zunächst auf gar keinen Fall infrage. Heute würde ich sagen: Ich hätte ruhig früher damit anfangen sollen ...

Also war die Reaktion, davor erst mal zurückzuschrecken, völlig normal. Inzwischen konnte ich bestätigen, was Amélie andeutete. Es hatte was, definitiv.

Der Hauptvorteil einer weiblich geführten Beziehung ist, dass du als Frau tatsächlich ernster genommen wirst und dass das Respektieren deiner Wünsche selbstverständlich wird.

Dass du plötzlich im Alltag sagen kannst: Moment, komm mir nicht wieder mit deinen verschrobenen Ansichten, ich bin die Chefin und du wolltest doch gehorchen, ist es nicht so?

So ist es!

Dann kommt er vielleicht gerade in elegantem Anzug aus einem Termin, fühlt sich ganz wie der Boss und ist voller hektischer Energie und Ungeduld und macht Wind, weil wir noch abends eingeladen sind und seine Frau noch nicht fertig ist und dann sagt sie (die ihn kennt und weiß, wie er reagiert) plötzlich zu ihm, ganz einfach und ruhig: „Ausziehen".

Dann schaut er dich verblüfft an, als woll-
te er sagen: „Aber doch nicht jetzt so was –
wir treffen doch nachher die Soundso und
wir müssen uns noch fertigmachen.“ Er ge-
horcht aber doch, einfach weil es so ausge-
macht ist und weil er weiß, dass ich gnaden-
los konsequent sein kann, und das liebt er ja
eigentlich und darum hält er sich an unse-
re Verabredung, obwohl ihm im Moment gar
nicht danach ist.

Ich weiß, was ihn beruhigt: Ich schicke
meinen Mann einfach in die Ecke des Raumes,
dort mit dem Gesicht zur Ecke zu stehen
– nackt – für vielleicht 5 bis 10 Minuten, das
reicht schon, bis er sich gesammelt hat. Er
spürt dann, dass ich ihn im Griff habe und
dass er das will.

Warum nackt? Männer können nicht gut
denken, wenn sie nackt sind und sie können
auch nicht gut herrschen, wenn sie nackt
sind. Es ist ihnen peinlich und sie haben
auch immer Angst, man könnte ihnen eine
mögliche Erregung ansehen. Davon kann
aber, wenn er so hektisch auf Business macht,
gar keine Rede sein. Im Gegenteil: Er frös-
telt jetzt, seine Männlichkeit ist kaum noch
zu sehen und er denkt sich „Scheiße, warum
habe ich so eine doofe Situation selbst kre-
iert?“

Nach einer Weile komme ich, frage ihn
die Dinge, die ich wissen will und teile ihm

unmissverständlich mit, wie ich mir den Rest des Tages mit ihm vorstelle. Manchmal hat er sich dabei umzudrehen und in meine Augen zu schauen. Das sind dann sehr klare Momente.

Das funktioniert gut. Da ist nichts dabei. Ich brauche nichts anderes zu tun, um seine Veranlagung zu bedienen, und .... zu nutzen. Für mich, für uns beide.

Er kommt zur Ruhe und ist – auch nachher bei unseren Gastgebern – der allerbeste Ehemann.

Das ist bei uns ein einfacher Vorgang, der auf den Prinzipien des D/s beruht, ohne dass er eine normale Frau *überfordert.*

Ich war geflasht, als ich das las. Seine Veranlagung war das eine, wie wir damit umgingen, das andere. Ich hatte das Gefühl, den Horizont erreicht und entdeckt zu haben, dass dahinter die Welt erst richtig begann.

Das zweite was du machen solltest, klingt zunächst sonderbar, ist im Prinzip ebenso harmlos: Überwache seinen Schwanz! Nicht nur submissive Männer lieben und brauchen es, sexuell wahrgenommen und kontrolliert zu werden. Sie sehnen sich danach. Auch das ist einfach: Wenn du ihm keine Keuschheitsschelle verpassen willst – (die gibt es mittlerweile gut im Internet zu kaufen und sie erfreuen sich wachsender

Beliebtheit bei den Subs) – dann kontrol-
lierst du ihn eben direkt, indem du ihm auf-
erlegst keusch zu sein, bis du ihn brauchst.
So geht es bei uns.

Jetzt wusste ich es also. Und es war weitaus mehr, als ich erwartet hatte. Es war nicht eine rein sexuelle Sache, sondern hatte mehr und tiefer mit Beziehung zu tun, als ich hatte ahnen können. Und mehr noch: Es war der Entwurf für eine Beziehung, die gelingen konnte. Ein Ansatz, der so neu für mich war, dass es mich schockierte.

Wie ahnungslos stolperten die meisten Menschen in Beziehung oder gar Ehe! Wie wenig wussten sie über die Möglichkeiten, daran zu arbeiten! Langsam ahnte ich, weshalb so viele Partnerschaften scheiterten, egal, in welcher Form sie gestaltet wurden.

Ich hatte, als ich zum ersten Mal geheiratet hatte, keine Ahnung gehabt, von nichts – oder doch von wenig. Ehe war damals, und wahrscheinlich auch heute noch, die Lebensform, die befriedigende Sexualität garantierte (ha!), der Aufzucht des Nachwuchses diente (na klar!) und allseits anerkannt war. Und hatte man den Ring am Finger, musste man eigentlich nichts Besonderes mehr tun. Verheiratet sein halt.

Das klingt plakativ, aber ich glaube, dass das erschreckenderweise noch immer häufig so läuft.

Das ist das Bild, das die meisten, zumindest jungen, Leute im Kopf haben, wenn sie in die Balz-, Heirats- und Familiengründungsphase kommen. Dass man an Beziehung arbeiten müsse, hört man so nebenbei, und natürlich wird man das tun, klar … bloß, wie man das macht, bleibt nebulös.

Bevor ich Rolf begegnet war, hatte ich über Beziehung nachgedacht, was man tut, wenn man schlechte Erfahrungen gemacht hat. Spätestens dann, wenn man klug ist. Aber diese Gedanken hatten sich im engen Gehege vertrauter Muster bewegt. Rolf hatte das Gatter eingerissen und mich auf unvertrautes Gelände geführt, das ich sehr vorsichtig betreten hatte, um etwaige Minen rechtzeitig zu erkennen.

Amélie lehrte mich, dass es hier gar keine Minen gab, im Gegenteil, es war Terra incognita, die es zu erforschen, zu erobern und zu gestalten galt.

Nach der Lektüre war ich so aufgekratzt, dass ich beschloss, meinen Entschluss, mich definitiv auf dieses Abenteuer einzulassen, mit einer Lady-Aktion zu feiern.

Ich rief Rolf an, von dem ich wusste, dass er wahrscheinlich noch im Büro saß. Und es handelte sich doch bestimmt um Caring Domination, wenn ich ihn vom Schreibtisch fortlockte.

„Ja? Lady? Ist etwas passiert?"

Nach 21 Uhr rief ich ihn sonst nie an. „Nein, mein Sub, aber es wird etwas passieren!"

„Ja?!?" Eine kleine Hoffnung schwang in seiner Stimme mit.

„Du wirst jetzt den Ofen anheizen, richtig warm, denn ich will nicht frieren."

„Aber du bist ja gar nicht …"

Ich unterbrach ihn: „Dann wirst du dich ausziehen, die Augenbinde umlegen und mich bäuchlings – gnädigerweise auf dem Teppich – erwarten. In zwanzig Minuten bin ich bei dir."

Schweigen! Dann atemlos: „Ja, Herrin, wie die Herrin wünscht."

Und dann stylte ich mich mit einigen Accessoires, die ich vorausschauenderweise inzwischen besorgt hatte: Netzstrumpfhose mit Spinnwebmuster, samt Spinnen, schwarzer Body mit Rückenausschnitt fast bis zur Pofalte, Leder-Minirock, schwarze Pumps.

Der Schmuck war Power pur: Silber-Ohrgehänge bis zur Schulter mit einer schwarzen Perle in der Mitte, dazu passend ein schweres Collier, beides von der Sorte, die ich nie offiziell tragen würde, weil allein schon sie eine unübersehbare Aufforderung an die Männerwelt waren, nicht nur *Guten Tag* zu sagen.

Schwarzen Lippenstift hatte ich zuvor noch nie aufgelegt. Die Federmaske steckte ich vorsichtshalber in die Tasche. Eine Polizeikontrolle wäre in dem Aufzug nicht gut gekommen. Aber ich fühlte mich aufregend verrucht und auf ganz neue Weise als Herrin.

Trotzdem war ich froh, dass ich in den langen Mantel schlüpfen konnte und hoffte, dass meine Hausbesitzerin nicht gerade dann im Treppenhaus zu tun hatte, wenn ich vorbeikam.

Unterwegs beschloss ich, den Kauf einer Peitsche in Auftrag zu geben. Für jetzt mussten Hand, Pfannenwender und Schuhschlappen genügen. (Es ist unglaublich, was für Alltagsgegenstände man in diesem Sinn zweckentfremden kann.)

Zwanzig Minuten nach meinem Anruf war ich da. Da ich einen Hausschlüssel hatte, kam ich ohne

Klingeln ins Haus. Das tat ich möglichst geräusch-los. Erst auf der Treppe trat ich fest auf, sodass der Wartende das Klack-Klack näherkommen hörte.

Ich betrat das Zimmer, in dem Rolf bäuchlings auf dem Boden lag, nackt, Arme und Beine gespreizt in einer Haltung vollkommenen Ausgeliefertseins.

Ich schwieg, ging nur mit klackenden Sohlen rund um ihn herum, rund herum und sagte nichts. Rolf zit-terte, aber nicht vor Kälte, denn es war wohlig warm im Raum, sondern vor Anspannung.

„Nun, Sub, möchtest du die Herrin gerne sehen?"

Ein schnelles Heben des Kopfes. „Ja, Herrin!"

Er konnte nichts sehen, denn er hatte weisungsge-mäß die Augenbinde um.

„Aber du weißt, dass nicht deine Wünsche ausschlag-gebend sind, sondern die der Herrin."

Ergeben sank der Kopf zurück. „Ja, Herrin."

„Bevor du die erhabene Herrin erblicken darfst, steht noch etwas anderes an. Kannst du dir denken, was?"

„Ja, Herrin."

„Und?"

„Eine Bestrafung."

„Richtig. Und weißt du auch für was?"

„Nein, Herrin."

„Du hast mir eine Mail geschickt, deren Anhang ich nicht öffnen konnte. Geht so was?"

„Nein, Herrin, das geht gar nicht."

„Und mal nebenbei, braucht es einen Grund für eine Strafe?"

„Nein, Herrin, wie es dir beliebt."

„Dann geh in den Vierfüßlerstand."

Rolf gehorchte, und ich konnnte ihn in ganzer Pracht betrachten. Er war schon ein Bild von einem Mann, kein Zweifel, und dort, wo er am Männlichsten war, erhob sich die einäugige Schlange zu voller Größe. Er war total geil. Das Spiel begann mir immer mehr Spaß zu machen.

„So, mein Lieber, jetzt wirst du sehen, was passiert, wenn du so nachlässig und gedankenlos mit mir umgehst."

Ich setzte mich auf den Couchtisch und zog den Knieenden über meinen Schoß, bis sein nacktes Hinterteil in der richtigen Position war. Der erste Schlag mit der Hand tat mir mindestens so weh wie ihm. Autsch!

„Danke, Herrin, sechs!" Das brachte nichts. Das konnte ich nicht durchhalten. Ich griff den Pfannenwender, den ich eingesteckt habe. Patsch!

Wow! Der funzte.

„Danke, Herrin, acht." Gut so. Vielleicht brauchte ich den Schuh gar nicht. Klatsch!

„Danke, Herrin, zehn!"

Als ich aufhörte, zierte ein akkurates blau-rotes Muster den hübschen Hintern vor mir. Es genügte.

Man glaube aber nicht, die Lektion hätte am Zustand des Gemächtes etwas verändert. Weit gefehlt. Unglaublich!

„Steh auf, und nimm die Binde ab."

Blitzschnell folgte er diesem Befehl und starrte mich mit großen Augen an.

„Du ... bist ... wun-der-schön, Herrin!", stammelte

er, fiel auf die Knie und umfasste mich. Welche Frau würde bei so etwas nicht dahinschmelzen!

„Lass dich anschauen."

Rolf erhob sich, schritt einmal um mich herum und begann, den glatten Stoff des Bodys zu streicheln.

„So schön", murmelte er ganz selbstvergessen, umarmte mich und versenkte die Nase in meinem Ausschnitt. „Und du riechst so gut!"

Schließlich zog ich ihn sanft ins Schlafzimmer und aufs Bett. „Du darfst mich entkleiden."

Und das tut er dann auch, langsam und ergriffen, und begann, mich sanft zu streicheln.

Es berührte mich jedes Mal von Neuem, wie weich, anschmiegsam und zärtlich er *danach* war.

„Ich muss dir etwas sagen", setzte ich an.

Er sah mich an und fragte vorsichtig: „Ja?"

„Ich habe beschlossen, mich voll und ganz einzulassen mit dir."

Er begann zu strahlen: „Das ganze Paket?"

„Das ganze Paket. Egal, wohin das führt."

Rolf atmete tief ein und aus. „Gut", sagte er schließlich, „gut. Schön."

Egal, wohin das führt! Eine Gänsehaut überzog meinen ganzen Körper, aber sie kam nicht von Rolfs zarten Berührungen.

Kapitel 9

Schluss mit Hin und Her

Nach der Entscheidung, gemeinsam weiterzumachen, war es nicht überraschend, dass ziemlich schnell der Gedanke aufkam, zusammenzuziehen. Meine Wohnung stand nicht zur Debatte. Sie war zwar wunderschön und mit knapp 100 qm mehr als komfortabel für eine Person. Aber drei Zimmer und eine Wohnküche reichten nicht für zwei Leute und ein großes Büro.

Rolfs Haus hätte zwar wunderbar ausgereicht, zumal im Dachgeschoss zwei leere Zimmer nur darauf warteten, gestaltet zu werden, aber just diese beiden Zimmer waren die gewesen, die Rolfs letzte Partnerin bis zur Trennung bewohnt hatte. Und das war für mich ein absolutes No-Go.

„Platz wäre genug", meinte Rolf.

Ich schaute mich um. Es war eigentlich schön hier und der Gedanke an die große Terrasse war sehr verlockend, aber … Nein!

„Es geht nicht um genügend Platz", entgegnete ich entschlossen, „ich werde ganz sicher nicht hier einziehen, sozusagen die Lücke füllen, die durch die Trennung entstanden ist und womöglich sogar in der Kuhle der Matratze schlafen, die ihr Körper gemacht hat."

Rolf nickte. „Ich verstehe." Nach einer kleinen

Denkpause fuhr er fort: „Dann sollten wir damit beginnen, ein Haus zu suchen."

Und so begann das Unternehmen Haussuche.

Es war zum ersten Mal in meinem Leben, dass ich so etwas machte. Davor waren mir die Wohnungen sozusagen in den Schoß gefallen, indem die Freundin einer Freundin und deren Nachbarin gehört hatte, dass ich etwas suchte und zum Beispiel gerade eine Wohnung vermietete oder von einer wusste. Ich hatte nie lange gesucht.

Diesmal war es anders. Als erstes starteten wir einen Suchauftrag bei Scout24. Die Angebote purzelten ins Mailpostfach und wir waren gefühlt täglich unterwegs, um Häuser anzuschauen.

Ich lernte, dass es in Sachen Haussuche nichts gibt, das es nicht gibt. Vom vergammelten Haus der verrückten Professorin, die den Müll im Garten verteilt und untergebuddelt hatte, über ein 10-Zimmer-Haus mit Riesengarten, zu dem man allenfalls mit einem Kleinwagen gelangen konnte, bis hin zu einer alten Klitsche, deren Treppen so steil waren, dass ich befürchtete abzustürzen, sahen wir alles. Wir schauten uns alles an und alles kam nicht in Frage.

Mit der Zeit verließ mich fast der Mut, denn Ende März musste der Mietvertrag unterschrieben sein, damit der Umzug in dem Zeitrahmen, der uns zur Verfügung stand, überhaupt zu bewältigen war.

Irgendwann ließen wir los und vertrauten darauf, dass zum richtigen Zeitpunkt das Richtige schon kommen würde.

Eine Woche später hatten wir das Haus gefunden,

einige Tage später war der Mietvertrag unterschrieben, und es begann eine Zeit, in der Herrin-Sub-Spiele auf Eis lagen.

Aus zwei kompletten, jahrelang existierenden Haushalten einen neuen zu machen, ist ein Vergnügen der speziellen Art. Umzug an sich ist schon ein besonderer Stress, und dass man bei einer solchen Gelegenheit ausmistet, ist notwendig. Den kompletten Haushalt jedoch – gefühlt – zu halbieren und die nicht benötigte Hälfte zu entsorgen, das ist ganz was anderes.

Welche von den fünf Auflaufformen will ich behalten? Welches Besteck nehmen wir mit? Ist dein Geschirr schöner oder meines?

Dass ich letztlich zu entscheiden hatte, vereinfachte das Ganze enorm. Aber das bedeutete nicht, dass meine Entscheidungen vor allem den eigenen Vorteil zum Ziel hatten. Es heißt zwar **F**emale **L**ed **R**elationship, aber die zweite Bezeichnung für diese Beziehungsform ist Caring Domination. Das heißt, es geht hier trotz aller Dominanz um das Wir, nicht um das Ego der Lady.

Kurz: Es ist enorm viel Kommunikation nötig.

Schwer fiel es mir, mich von einem großen Teil meiner Bücher zu trennen. Ich weiß nicht, wie viele es waren, aber es waren sehr, sehr viele. eBay war keine Option, die Zeit hatte ich schlichtweg nicht. In der kleinen Stadt, in der ich wohnte, war es nicht schwierig, Bücher loszuwerden. Ich stellte einen Karton mit der Aufschrift: *Zu verschenken* vors Haus und füllte immer wieder nach, wenn er leer war. Mehrmals täglich. Es gab drollige Situationen dabei. Eine Ausländerin, die ich beim Stöbern überraschte, jubelte: „Meine Leute zu Hause werden mir nicht glauben, dass in Deutschland die Bücher auf der Straße liegen." Und eine andere fragte mich, welche Lektüre ich ihr für den Urlaub empfehlen könnte.

Auch andere Gegenstände landeten in Kartons. Die Bitte einer Passantin, ihr doch vielleicht noch Geschenkpapier dazuzulegen, weil sie das Väschen gern verschenken würde, konnte ich leider nicht erfüllen. Ich hätte nicht mal gewusst, in welcher Kiste das Geschenkpapier steckte.

Auch Dinge, an denen mein Herz wirklich hing, konnte ich ins neue Leben nicht mitnehmen. Aber es gab Menschen, die mir sehr nahe standen, und meine Nichte geriet völlig aus dem Häuschen, als ich ihr das Schmuckstück meiner Wohnung anbot: Die Ottomane, die aus der Mitgift einer Urgroßmutter stammte. Bei mir würde sie ein Nischendasein fristen, bei ihr stünde sie an zentraler Stelle, wie es sich gehört. Und zum ersten Mal erlebte ich, wie es sich anfühlte, mit warmer Hand zu geben, was man eigentlich vererben wollte. Es war ein gutes Gefühl.

Rolf ging es ähnlich. Auch er hatte Kinder, die das eine oder andere Stück gut gebrauchen konnten.

Als er meine wohlgeordnete Werkzeug-, Schrauben-, Nagel- und Wichtige-Sachen-Sammlung sah, gingen ihm die Augen über.

„Meine Güte, du hast ja alles. Ich hab noch nie eine Frau erlebt, die nennenswertes Werkzeug hatte. Kannst du auch damit umgehen?"

Mein frostiger Blick ließ ihn verstummen. *Männer!!*

Also echt! „Was denkst denn du? Ich bau dir jegliches Ikea-Möbel selbstständig in Rekordzeit richtig zusammen. Meine Hängeregale hab ich selbst aufgehängt, und ja, ich kann mit dem Schlagbohrer umgehen und sogar Lampen anschließen."

In diesem Moment begann ich zu ahnen, dass es mit der Selbstständigkeit in Sachen Handwerk schwierig werden könnte.

Sollte Rolfs vollkommen chaotisches Werkzeug, bei dem nur er fand, was er suchte, meinem wohl sortierten zugeordnet werden oder sein Chaos meine Ordnung verschlingen?

Ich beschloss, gelassen abzuwarten, wie sich das entwickelte.

Glücklicherweise hatten wir in Sachen Farben und Möbel denselben Geschmack, sodass von außen schließlich nicht mehr feststellbar war, was Rolf dem neuen Haushalt beigesteuert hatte und was ich.

Das Haus bot so viel Platz, dass sich mein großer Traum, ein Zimmer ganz für mich einzurichten, erfüllte.

Endlich hatten wir Renovierung, Umzüge, Adressänderungen und was an derlei Vergnügungen noch mit einer solchen Ortsveränderung einhergingen, hinter uns und begannen den gemeinsamen Alltag. Jetzt würde sich zeigen, ob das mit uns funktionieren konnte.

Und eines Tages beschloss ich, das Grundgefühl des Vertrauens in diese Beziehung noch zu präzisieren.

Wir setzten uns zusammen und schrieben auf, welche Bereiche in einer guten Beziehung wichtig waren:

Finanzen gehörten dazu, Wohnen, Essen, Freizeit, Sexualität, Haushalt, Urlaub usw.

Diese Bereiche setzte ich jeweils als Thema auf ein Blatt, teilte es dann in Drittel-Spalten, die mit *unabdingbar, wäre mir wichtig* und *wäre schön, muss aber nicht sein* überschrieben waren.

Damit fuhren wir an einen unserer Lieblingsplätze auf der Schwäbischen Alb. Dort trennten wir uns für drei Stunden, und jeder machte sich über die diversen Bereiche Gedanken. Einzige Bedingung war, dass beide ehrlich das aufschrieben, was sie fühlten, also ganz sich selbst im Fokus hatten und nicht den Gedanken, was der andere vielleicht hören wollte.

Es war eine besondere Art der Meditation, und zum Schluss hatte ich das Gefühl, sogar mich selbst ein Stückchen besser kennengelernt zu haben. Als ich zum Treffpunkt zurückging, war mir zwar etwas bange, aber ich war vor allem sehr neugierig, ob unsere Vorstellungen gut passten oder nicht.

Das Ergebnis verblüffte uns beide. Wir hatten zwar vorher das Gefühl, dass es gut passte, aber eine solche Übereinstimmung hatten wir nicht erwartet.

Und zum ersten Mal stellte Rolf etwas in den Raum, das mich zunächst umhaute. Noch zwei Jahre zuvor wusste ich mit aller Klarheit, dass ich ganz, ganz sicher nie wieder mit einem Mann zusammenziehen und schon ganz und gar nicht wieder heiraten würde.

Den ersten Vorsatz hatte ich schon gecancelt, aber sicherlich nicht in der Absicht, den zweiten folgen zu lassen. *Heiraten? Ne, nicht wirklich.*

Kurz darauf erfuhr ich etwas über das Zwiegespräch. Ich fand es sehr bedenkenswert. Es klang gut, sich einen Abend in der Woche aufzusparen für ein Tête à Tête, bei dem nicht der verbale Austausch im Zentrum stand, sondern das Zuhören. Einfach zuhören, ohne zu kommentieren. Nicht währenddessen und auch nicht gleich danach.

Ich unterbreitete Rolf diese Idee und zu meiner Freude konnte auch er sich dafür erwärmen. Wir beschlossen, den Montag dafür zu verwenden, im Verhinderungsfall den Freitag. Wir wollten drei Schwerpunkte im Auge haben:

1. So geht es mir gerade.
2. So nehme ich dich wahr.
3. Das möchte ich zum *Wir* sagen.

Schon beim zweiten oder dritten Mal merkte ich, wie wichtig diese Praxis war. Ganz egal, was ich zu hören bekam oder sagte – und es hatte dabei gerade auch Raum, was uns quer lag oder aufstieß – egal, was kam, ich lernte, wie wichtig das Zuhören war.

Ich war die quirligere Person, Rolf eher der Bedächtigere, der lang überlegte, bevor er etwas sagte. Gerade für ihn war diese Zeit kostbar, denn ich hörte, was er zu sagen hatte. Er erlebte, dass er mir wichtig war und dass ich das, was er zu sagen hatte, wahrnahm und im Sinn behielt.

Manchmal, wenn es wichtig war, kamen wir Tage später, in einem ruhigen Moment auf ein Thema zurück und redeten in Ruhe darüber.

Nichts was uns drückte, war älter als eine Woche. Erst viel später wurde mir bewusst, wie stark dies unsere Beziehung mittrug.

Im Herbst überraschte Rolf mich mit der Ankündigung: „Wir fahren über's Wochenende in den Schwarzwald."

„In den Schwarzwald? Wegen zwei Tagen? Ist das nicht ein bisschen kurz?"

„Egal! Wir fahren! Wenn es dir gefällt, natürlich. Aber ich würde mir sehr wünschen, dass es ihr gefällt."

Ich musste lachen. „Okay, fahren wir. Ich merke, dass du was vorhast. Was ist es denn?"

Doch Rolf lächelte nur und schüttelte den Kopf.

Am Nachmittag des folgenden Tages machten wir einen Ausflug auf den Feldberg. Der Ausblick war atemberaubend. Wir saßen auf einem Bänkchen in strahlendem Sonnenschein, während unter uns ein Nebelmeer wogte, aus dem hier und dort einige Baumwipfel und Bergspitzen ragten.

Während ich noch ganz verzaubert das Naturschauspiel betrachtete, sah ich aus dem Augenwinkel Rolf auf die Knie gehen. Irritiert schaute ich auf ihn hinab.

Er hielt ein Kuvert in der Hand, das er mir mit den Worten reichte: „Liebe Lady, ich bitte dich, diesen Brief zu lesen."

Zögernd nahm ich das Kuvert aus Rolfs Hand. Mir wurde schlagartig klar, was das bedeutete, und ich kriegte erst mal einen Schreck. Du liebe Zeit! Da saß ich und erhielt einen Antrag, der an Romantik keinem, von dem ich je gehört hatte, nachstand.

Bänkchen, strahlender Sonnenschein, Bergeshöhen

und ein Mann auf Knien vor mir. Aber eigentlich hatte ich ja nie wieder … hm!

Ich schaute in Rolfs schöne blaue Augen, die mich vertrauensvoll anblickten. Ein Lächeln schlich sich in meine Mundwinkel, und ich öffnete den Umschlag. Er enthielt den ersten Liebesbrief dieser Art meines Lebens, den ersten von Rolf. Ich wusste damals nicht, dass diesem noch viele folgen sollten.

> *„Ich liebe dich von ganzem Herzen und möchte mit dir zusammen alt werden. Ich möchte auf dem eingeschlagenen Weg mit dir weitergehen. Du sollst die Königin meines Herzens sein, und ich werde glücklich sein, dich auf Händen durchs Leben zu tragen, so weit und wie du es willst.“*

So ungefähr lautete der Brief. Ich atmete tief durch, warf die letzte meiner absolut todsicheren Lebensmaximen über Bord und sagte einfach: „Ja!"

Auf dem Weg ins Tal hielt ich innere Zwiesprache mit mir selbst: „Aber wenn es nicht gut geht?"

„Dann ist das so. Aber denk doch nicht immer gleich negativ. Es kann immer alles schief gehen – oder auch nicht. Aber weißt du, was das wirklich Schlimmste von allem ist?"

„Ne, was denn?"

„Das Schlimmste ist, wenn du irgendwann oder am Schluss sagen musst: Ach, hätte ich doch."

Das Ganze fühlte sich einfach nur richtig an. Was daraus würde? Die Zukunft, was sonst.

Zum ersten Mal in meinem Leben war ich verlobt, heiraten würde ich zum zweiten Mal.

Intermezzo

Alles darf sein

Nach einer kleinen Session lagen wir kuschelnd im Bett. Ich wurde schon schläfrig, war aber hellwach, als Rolf plötzlich zu reden begann: „Ich weiß nicht, weshalb ich so ticke", begann er leise, „manchmal schäme ich mich dafür, dass ich solche Neigungen habe."

„Wieso denn das?", fragte ich bestürzt.

„Nun, es ist ja nicht wirklich normal."

Ich stützte den Kopf in die Hand und schaute Rolf an.

„Was ist denn normal?", entgegnete ich. „Meinst du, es ist normal, wenn Eheleute eine *normale* Beziehung führen, der Mann seine Frau aber gegen ihren Willen nimmt? Ist unsere Beziehung denn unnormal, in welcher du der zärtlichste und liebevollste Partner bist, den man sich denken kann, bloß weil wir Spielzeuge benutzen, die andere pervers finden, obwohl sie keine Ahnung haben?"

„Na ja, eigentlich nicht, aber …"

„Kein Aber! Schau, ich glaube, dass alle Menschen irgendwelche Sehnsüchte haben, etwas ausleben zu dürfen, das sie sich nicht erlauben zu tun. In sexueller Hinsicht, aber auch sonst."

„Das denke ich auch. Und es ist eigentlich nicht gut."

„Eben! Ich bin der Meinung, alle diese Sehnsüchte müssen einmal gelebt werden dürfen. Abgesehen natürlich von welchen, die die Achtung vor anderen und ihre Würde verletzen und Leib und Leben gefährden würden. Für mich gehören dazu Pädophilie, Sodomie und Nekrophilie. Darüber hinaus ist eine ganz wichtige Erkenntnis für mich gewesen: *Alles darf sein.* Alles, womit beide Partner übereinstimmen. Wer bestimmt denn, ob etwas normal ist oder nicht? In Wahrheit sind Absprachen darüber in einer Gesellschaft relativ. Heute kann etwas als unnormal betrachtet werden, was die Generation zuvor für normal hielt und umgekehrt."

Rolf nickte nachdenklich.

„Und, je mehr man diese Dinge unterdrückt, desto mächtiger werden sie. Lebe sie, und sie fügen sich ein an die Stelle, an die sie gehören, und vielleicht können sie, sofern man das will, eines Tages dann auch einfach vergehen. Oder auch nicht, wenn man weiterhin Freude dran hat. Es ist, was es ist, und, wie schon gesagt: *Alles darf sein.*"

Rolf entspannte sich und begann zu lächeln. „Du bist schon eine bemerkenswerte Frau. Hab ich dir das schon mal gesagt?"

„Ich erinnere mich nicht", grinste ich und kuschelte mich in seinen Arm.

Kapitel 10

Alltagstauglich?

Man glaube nicht, sich im Alltag zusammenzuraufen sei einfach. Im großen Ganzen ging es gut. Keine Frage: Wenn man so viele Jahre ein Singledasein geführt hat, und es waren in meinem Fall sehr viele Jahre, entwickelt man schon die eine oder andere Macke. Man merkt das ja selbst nicht, und wenn plötzlich jemand da ist, der das spiegelt, gehört schon eine große Fähigkeit zur Selbstreflexion dazu und die Bereitschaft, daran etwas ändern zu wollen.

Glücklicherweise mangelte es weder Rolf noch mir daran. Und zum Glück waren wir beide eher relaxte Typen. Darin läge grundsätzlich die Gefahr, in Langeweile abzudriften, wenn da nicht die Besonderheit unserer Beziehung gewesen wäre.

Rolf war nach wie vor kribblig beim Gedanken, was für wundersame Begegnungen mit der Herrin möglich wären. Ich sah mich zum ersten Mal mit dem Kopfkino eines FLR-Partners konfrontiert. Er konnte nicht genug bekommen. Verständlich, wenn man so lang mit dem Makel, *pervers* zu sein, gelebt und sich jahrelang für den animalischen Anteil in sich selbst verurteilt hatte. („Du geiler Bock! Du hast nur das Eine im Sinn. Dir gehts ja nicht um mich, sondern nur um deine Befriedigung.")

Jetzt durfte plötzlich alles sein. Man musste sich nicht mehr schämen und durfte sich zeigen, wie man war. Ich konnte das sehr gut verstehen, aber dennoch fühlte ich mich bedrängt. Ich hatte das Gefühl, er erwartete von mir, ständig im Herrin-Modus herumzulaufen. Aber das konnte ich nicht. Ich musste ja selbst erst klar kriegen, um was es hier eigentlich ging. Und ich wollte nur dann in die Herrin schlüpfen, wenn ich selbst das wollte und nicht, wenn ich dachte, es würde von mir erwartet.

Ich hatte ein ganzes Leben lang damit verbracht zu tun, was meiner Meinung nach die Umwelt von mir erwartete und hart daran gearbeitet, immer mehr ich selbst zu werden. Und ich würde mit Sicherheit nicht in die Falle tappen, die sich hier auftat, zur Erfüllerin irgendwelcher Kopffantasien meines Mannes zu werden.

Ich begann zu ahnen, dass trotz aller Vorzüge dieser Beziehungsform auch ein gutes Stück harter Arbeit dazugehörte.

Rolf übernahm eine Menge Arbeit im Haushalt: Er saugte, verwaltete die Spülmaschine, wusch und bügelte, wischte und putzte die Fenster. Das war bequem für mich, und ich genoss es auch, mich so verwöhnen zu lassen.

Aber ich wurde das Gefühl nicht los, dass von mir auch etwas erwartet wurde. Diese Art Erwartungen mochte ich nicht. Was kam, musste freiwillig und gern gegeben werden, nicht nach dem Motto: Ich hab das und du musst nun jenes.

War das ein zu hoher Anspruch? Ich wusste es nicht.

Es fühlte sich einfach nur nicht richtig an. Und irgendwann ging mir ein Licht auf:

Ich war nicht Herrin, nur weil Rolf sich das wünschte. Ich konnte es auch nicht sein, weil ich ihm eine Freude machen wollte. Ich hatte mich auf den Weg gemacht, das zu erforschen, was Herrin im gemeinten Sinn überhaupt war und wenn mir das gelingen sollte, irgendwann diese Rolle auch aus mir und natürlicherweise auszufüllen. Da beschloss ich, mir Hilfe zu holen. Weibliche Hilfe. Mich auf die Suche zu machen nach Frauen, die in ebensolchen Beziehungen lebten wie Rolf und ich.

Bis dahin würde ich weiter experimentieren, was mir gar nicht schlecht gelang. Vergnügt dachte ich an den gestrigen Abend zurück:

Zu den Strafen, die Rolf in Fällen mangelnder Subordination oder großer Ungezogenheiten ereilen konnten, gehörte die Verbannung aus dem Ehebett.

Er musste dann einen Stock höher in eine kleine ausgebaute Dachkammer umziehen, was er nicht besonders liebte, denn dort gab es weder Gekuschel noch sonstige Annehmlichkeiten, wie sie das eheliche Schlafzimmer bot.

Und der angenehme Nebeneffekt war, dass der so Bestrafte spitz wurde wie Nachbars Lumpi.

Den ganzen Tag schon malte ich mir in Gedanken aus, wie ich den Abend gestalten wollte. Rolf war etwas muffig, weil er schon wusste, dass er eine einsame Nacht vor sich hatte, aber ich tat, als merkte ich das nicht.

Es war eine der Gelegenheiten, bei denen ich nicht Erwartungsdruck spürte, sondern ganz aus mir Lust hatte, in die Herrin zu schlüpfen.

Rolf verabschiedete sich am Abend von mir und zog gehorsam mit Kopfkissen und Decke ins Obergeschoss.

Ich klapperte noch eine Weile hörbar in der Küche herum, dann machte ich mir unüberhörbar im Bad zu schaffen, spülte im Klo und schloss dann geräuschvoll die Schlafzimmertür. Das hieß: Die Lady geht ins Bett.

Das tat sie aber nicht. Ich hatte das benötigte Outfit schon im Kopf. Dieser Teil machte mir immer Spaß. Dabei verwandelte sich das *gute Mädchen* in das *böse*.

Ich hatte ein neues Mieder, das ich mit einem sündhaft weit ausgeschnittenen Body kombinierte. Inzwischen besaß ich auch einen langen, schwarzen, engen echten Lederrock, der hinten fast bis zum Po geschlitzt war. Das war auch nötig, es wäre sonst kein Schritt möglich gewesen. Außer einer aufregenden Netzstrumpfhose trug ich darunter nichts. Lange schwarze Satinhandschuhe reichten bis über die Ellbogen und eine wunderschöne schwarze Federmaske à la venezianischer Karneval verbarg die obere Gesichtshälfte, betonte jedoch die Augen auf geheimnisvolle Weise. Schließlich schlüpfte ich in schwarze Stiefeletten und griff nach der neuen Reitgerte, die Rolf auftragsgemäß erstanden, aber bislang noch nicht gekostet hatte. Eine lange vierfach geschlungene Korallenkette schwang zwischen meinen Brüsten und die entsprechenden Ohrgehänge schaukelten sanft, als ich leise zur Treppe schlich. Dann trat ich mit vollem Gewicht auf. Das laute Klack-Klack der Absätze verursachte mir selbst eine Gänsehaut.

Ich war mir absolut sicher, dass Rolf jetzt aufgeregt wartete, denn was dieses Geräusch bedeutete, wusste er wohl.

Der Anblick allerdings, als ich die Tür öffnete, überraschte mich dann doch:

Rolf kniete splitterfasernackt mit gesenktem Kopf schweigend vor dem Bett. Aha! Also wusste er, was es geschlagen hatte.

„Hast du mich erwartet?"

„Ja, Herrin. Als ich deinen Schritt auf der Treppe hörte."

„Das meine ich nicht. Hast du erwartet, dass die Herrin kommen würde?"

„Gehofft, aber nicht erwartet. Aber ich habe verdient, was jetzt kommt."

„Aha! Und weshalb?"

„Ich habe dich bedrängt und war nicht gehorsam."

„Gut, wenn dir das bewusst ist. Hast du Strafe verdient?"

„Ja, Herrin."

„Schön! An wie viele Schläge denkst du?"

„So viele, wie ich verdienen würde, wäre das nicht ein bisschen viel?" Ich musste mir ein Grinsen verkneifen.

„Dann nenne eine Zahl."

„Fünfzehn, Herrin?"

Das war anständig. Ich hatte an zehn gedacht. Noch immer kniete er mit gesenktem Kopf vor mir. Er wusste, dass er erst aufschauen durfte, wenn ich es erlaubte. Aber er schielte zu Seite und versuchte einen Teil des Anblicks zu erhaschen, was zu gelingen schien, wie sein Körper mir unfreiwillig verriet. Eigentlich schwierig. Die Männer können nicht so tun, als ob. Tja!

„Knie nieder!" Gehorsam ging Rolf auf alle viere. Der erste Schlag kam schnell und entlockte ihm ein Zischen.

„Danke, Herrin, eine Acht." Da war noch Luft nach oben.

Ein Schlag nach dem anderen fuhr auf das schutzlose Gesäß nieder, und während ich meines Amtes waltete, wurde mir einmal mehr bewusst, wie seltsam die menschliche Psyche wirkt, und wie wenig das, was ich tat, das war, wonach es aussah.

Schließlich kam der Moment, den ich besonders liebte:

Rolf blickte auf, kriegte große Augen und umfasste meine Knie. Er ließ völlig los, schämte sich seiner hervorbrechenden Gefühle nicht und dankte mir von ganzem Herzen.

Ich erinnerte mich plötzlich an Bruno und Eugen und fragte mich, ob sie immer noch alleine waren oder ihre Sehnsucht mit einer Partnerin leben konnten, so wie Rolf mit mir.

Und ich mit Rolf. Denn das, was ich mir ersehnt hatte, hatte ich in ihm gefunden, wenn auch auf unerwartete Art.

In den darauffolgenden Tagen war Rolf wie jedes Mal sehr aufgeräumt. Es war, als ob er jetzt wieder wusste, wohin er gehörte und dass ich ihn immer noch liebte.

Das würde mir kein Mensch glauben, sofern ich darüber reden wollte.

Im Dezember warf ich das letzte meiner ehernen Prinzipien über Bord. Hätte mir jemand so was auch nur ein halbes Jahr zuvor gesagt, wäre ich in Lachen ausgebrochen. Ich? Nie!

In den ganzen Jahren des Alleinseins hatte der Gedanke an eine erneute Ehe in etwa dasselbe Gefühl in mir erzeugt wie die Vorstellung, Austern essen zu müssen, deren Konsistenz sich für mich nicht sehr von der frischen Rotzes unterscheidet.

Wir heirateten standesamtlich im Beisein zweier Trauzeugen.

Und ein Gefühl überschwemmte mich, das ich zuletzt bewusst bei der Geburt des zweiten Kindes hatte: Ich war unverschämt glücklich.

Intermezzo ♕

Sub subtil

Wir saßen im Kellergewölbe unseres Lieblingscafés in einer gemütlichen Sesselecke. Da wir die einzigen waren, konnte ich etwas ansprechen, das mich beschäftigte.

„Es gibt da etwas, worüber ich seit einiger Zeit nachgrüble. Im Internet wird der Begriff *Sub* oder *Subbi* auf einschlägigen Seiten meist auf andere Weise genutzt, als wir ihn verstehen. Es war zunächst nicht greifbar, begann aber in mir zu wursteln."

„Ach?"

„Ja! Was empfindest du denn, wenn ich dich Sub nenne oder Subbi?"

„Das kommt ganz auf den Kontext an."

„Aha! Die Deutung ist also nicht eindeutig. Da siehst du: **Deut**ung – ein**deut**ig."

Rolf schwieg einen Augenblick verblüfft. „Stimmt! Das war mir so gar nicht bewusst. Hm!"

„Dann erkläre mir mal die Mehrdeutigkeit, die du empfindest."

Rolf schaltete den Blick ein, der mir immer signalisierte, dass er jetzt nicht unterbrochen werden durfte. Schließlich sagte er: „Manchmal verwendest du den Begriff fast liebevoll, z.B. wenn ich in irgendwas danebenlag und du damit sagen willst: *Ach, Schatz, das war wohl nichts.* Dann gibts Momente, in denen ich merke, dass du jetzt ärgerlich bist. Da sagt das

Wort: *Junge, jetzt darf nicht mehr viel kommen, sonst werde ich wirklich grantig.* Und dann natürlich, wenn, sagen wir mal, ‚Unheil' in der Luft liegt. Dann kommt es kurz, bestimmt und duldet keinen Verzug. Das bedeutet dann z.B.: *Komm sofort hierher, es gibt etwas zu klären.* Da sind wir dann schon nahe am Strafmodus. Mehr fällt mir gerade nicht ein, wahrscheinlich gibt es noch mehr Möglichkeiten. Ich muss schon sagen, das finde ich jetzt interessant. Darüber hab ich mir überhaupt noch keine Gedanken gemacht."

„Und gibt es bei uns irgendeinen Moment, in dem du dich minderwertig fühlen musst oder erniedrigt, wenn du mit Sub angesprochen wirst oder im Sub-Modus bist?"

„Hm! Das ist eine Frage … nein, eigentlich nicht. Aber … lass mich mal nachdenken." Und wieder wurde Rolf still.

Ich schaute mich derweil um. Wie immer genoss ich die gemütliche Ecke, und dass wir heute die einzigen waren, war einfach perfekt. Es machte dieses überraschende Zwiegespräch mit Dialogcharakter möglich. Ich schrak kurz zusammen, als Rolf zu sprechen begann:

„Ganz zu Anfang, als ich noch dachte, wir seien in Sachen SM oder BDSM unterwegs, gab mir der Gedanke an Unterwürfigkeit und Erniedrigung einen gewissen Kick. Das war vor dem Aha-Erlebnis des *Alles darf sein.*"

„Hing das zusammen mit der verborgenen Scham darüber, *so zu sein*, obwohl ständig das Signal von Frauen kam, dieses *SoSein* sei etwas, dessen man sich schämen müsse?"

Rolf zögerte zunächst, sagte dann aber nachdenklich: „Ja, möglicherweise war es das."

Jetzt brauchte ich einige Minuten des Nachdenkens. Rolf störte mich nicht, darin war er besser als ich. Mir gelang das manchmal nicht so gut.

„Ich hab nie verstanden, woher der Wunsch kam, sich erniedrigt zu fühlen. Könnte das so was wie eine unbewusste Sühne sein? Das klingt jetzt schräg, ich weiß, aber der Gedanke kam mir gerade."

„Na, du kommst auf Ideen. Aber … vielleicht sogar das. Aber sehr unbewusst."

„Nun, auf dem Hintergrund bekäme es sogar eine gewisse Logik. Aber diesen Kontext hat das Wort Sub für dich heute nicht mehr?"

„Überhaupt nicht, nein!" Das kam prompt und erstaunt. „So hab ich noch nie über Sprache nachgedacht. Das ist spannend."

„Ich weiß. Das ist mein Metier. Sprache ist etwas Kostbares und ich liebe es, ihre Geheimnisse zu entschlüsseln. Ein Wort ist mehr, als nur ein paar Buchstaben. Es transportiert Bedeutung. Und wenn man sich mal damit beschäftigt, merkt man, dass diese immer vielschichtig ist. So wie hier.

Und was bedeutet das Wort Sub heute für dich? Erzeugt es immer noch ein Gefühl von Unterwürfigkeit oder Erniedrigung?"

„Nein, gar nicht. Es ist schließlich die Lady oder Herrin, die es verwendet. Sie verwendet es ja nicht in diesem Sinn und ich empfinde es daher nicht so."

„Wie dann?"

„Du bist ja hartnäckig."

„Immer, wenn es um Wichtiges geht."

„Nun ja, der Herrin gegenüber empfinde ich … sagen wir mal … Verehrung. Ich bin ihr ergeben."

„Das ist gut. Der Unterschied zwischen **unter**geben und **er**geben ist offensichtlich und sehr wesentlich."

„Das stimmt. Untergeben zu sein enthält keine Augenhöhe.

Ergebenheit passt zum König, der seiner Königin freiwillig in Ergebenheit dient. Und das wäre dann FLR, eine Beziehung auf Augenhöhe. Und all das kann in einem so kleinen Wort mitschwingen. Sub!"

„Ja! Wenn man sich darum bemüht zu verstehen."

Unser Kaffee war kalt geworden, und Rolf erhob sich, um neuen zu holen. Als er wiederkam, stellte er ihn mit den Worten ab: „Der ergebene Sub kredenzt der Herrin ein heißes Getränk. Sag mal, heißt das jetzt, dass wir ‚Sub' nicht mehr verwenden? Täte mir leid, ich hab mich dran gewöhnt."

„Nein, überhaupt nicht. Der Unterschied ist, dass wir jetzt wissen, in welchem Kontext wir das verwenden. Damit schwingt für uns etwas Anderes mit. Das ist alles."

„Im Ernst? So einfach?"

„Ja, eigentlich schon. Das passiert andauernd."

„Was?"

„Dass Wörter in veränderter Bedeutung benutzt werden. Als wir jung waren, regten sich unsere Eltern auf, wenn wir Wörter wie toll, irre, super verwendeten. Toll und irre waren Wörter, die in Psychiatrien gehörten, nicht in den Mund von Heranwachsenden, die damit plötzlich Dinge beschrieben, die … na, eben toll waren. Siehst du, es fällt mir nicht mal ein anderes Wort dafür ein."

Wir mussten lachen.

„Stimmt", grinste Rolf, „und geil sagen wir heute selbst."

Ich lächelte. „Ja, so ist das, mein Sub."

Kapitel 11

Boutique Érotique

Mein Entschluss, mich mit Gleichgesinnten zu treffen, war gar nicht so einfach umzusetzen. Wo sollte ich anfangen? Natürlich fragte ich good old Google. Aber ich fand nichts Neues in Sachen FLR. Eines Tages stolperte ich über eine kleine Seite.

Boutique Érotique! Das klang edel. Viel edler als Sex-Shop. Ich öffnete die Seite und erfuhr, dass in Stuttgart ein einschlägiger Laden der besonderen Art existierte. Er wurde geführt von Frauen, vorwiegend für Frauen. Wobei auch Männer willkommen waren. Das Besondere war allerdings, dass es dort eine Rubrik unter der Überschrift: „Liebesschule" gab, in der diverse Veranstaltungen zum Thema gelistet waren.

Ich zögerte nicht lange und meldete mich für einen Abend an, der Frauen neue Erkenntnisse aus tantrischer Sicht darüber versprach, was frau alles mit dem Gemächt ihres Liebsten anstellen konnte. Das war interessant. Und ich erhoffte mir, möglicherweise irgendetwas zum Thema FLR in Erfahrung zu bringen.

Rolf weihte ich nicht ein. Ich wollte erst mal sehen.

Zwei Wochen später fand ich mich etwas früher am Veranstaltungsort ein, um mir die Räumlichkeiten erst mal in Ruhe anzuschauen. Den Namen, den die

Inhaberinnen dem Laden gegeben hatten, fand ich sehr passend: Frau Blum. Ich war mehr als angetan. Was ich hier sah, war äußerst niveauvoll und teilweise sehr ungewöhnlich.

Ich war sehr gespannt darauf, was mich an diesem Abend erwartete.

Vollkommen überrascht war ich davon, dass schließlich fast 60 Frauen kamen. Das Ganze hatte etwas Unwirkliches:

Ringsum in Regalen und an den Wänden die tollsten Sexspielzeuge, Masken und Mieder, dazwischen Bierbänke und der eine oder andere Sessel, leicht gedämpftes Licht und auf dem Podest eine Frau mit Beamer und diversen Schachteln.

Erstaunlich war auch, dass Vertreterinnen jeder Altersgruppe da waren, Volljährigkeit vorausgesetzt. Die älteste Frau war sicherlich schon über 60, die jüngste wenig über 20.

Ich beobachtete die Frauen um mich, sah von hochgestylt bis leger-alternativ alles und fing den einen oder anderen Gesprächsfetzen auf. Ob ich hier überhaupt richtig war?

Ich erwartete nicht, dass ich viel Neues hören würde. Dank der Urlaubslektüre am Anfang unserer Beziehung hielt ich mich für ziemlich aufgeklärt in Bezug auf den kleinen Rolf. Davon abgesehen war ich mit einer sehr lebendigen Fantasie gesegnet und darüber hinaus äußerst experimentierfreudig. Diesbezüglich konnte mir der Abend nicht so viel Neues bieten.

Außerdem erhoffte ich mir ja irgendwie Kontakt

zu Frauen, die auch in einer FLR lebten oder zumindest damit vertraut waren. Wie sollte das denn gehen? Ich konnte mich ja nicht vorne hinstellen und um Aufmerksamkeit für eine Mitteilung bitten. Nun ja, was sollte es, ich würde schauen, was sich ergab und ansonsten den Abend genießen. Immerhin hatte ich einen Ort kennengelernt, der mir sehr gefiel und der mich sicherlich nicht zum letzten Mal gesehen hatte.

Die Referentin machte ihre Sache sehr gut. Sie sprach anregend und anschaulich, und die anfängliche Scheu der Zuhörerinnen wandelte sich schnell in launige Fröhlichkeit. Als die Dame auf dem Podest dann der besseren Anschaulichkeit wegen Styropor-Gemächte verteilte, damit man mit Bewegungen und Griffen nachvollziehen konnte, was sie vorne erklärte, erreichte die Heiterkeit ihren Höhepunkt.

„Leider kann ich Ihnen nichts Besseres bieten", meinte die Dame lächelnd, „es gibt schlichtweg nichts, was dafür geeignet wäre. Auch Dildos sind nicht besser, denn Penisse sind ja nicht ständig erigiert, nicht wahr? Aber für Sie, meine Damen, gibt es wenigstens diese Objekte, die übrigens ansonsten für Schulklassen eingesetzt werden, um zu zeigen, wie man Kondome überzieht. Die Herren sind viel schlechter dran, denn für sie gibt es gar nichts."

Man höre und staune, dachte ich, während ich versuchte, den *Hodenring* anzuwenden, an dem kleinen Styroporauswuchs kläglich scheiterte und dann zum *Rock around the Clock* überging, den ich schon ewig kannte, ohne gewusst zu haben, dass der Griff so hieß. Außerdem funktionierte er am lebenden Objekt wirklich, der Styropordildo jedoch drohte zu zerbröseln, denn er war von vielen Schülerhänden schon sehr in Mitleidenschaft gezogen. Ich gab auf und legte das traurige Objekt in meinen Schoß.

Zwischendurch gab es eine Pause, in der man stöbern, auch kaufen konnte, ins Gespräch kommen oder einfach nur entspannen. Ich schob mich durch die Frauengruppen und stellte fest, dass ziemlich viele zu zweit oder mehreren gekommen waren.

Eben stand ich zwischen zwei Grüppchen, als ich etwas hörte, das mich elektrisierte: „Das steht einem Sub nicht zu, Kim.“

Sub!!!??? Ich drehte mich um.

Drei Frauen!

„Verzeihung!“ Es war mir egal, ob das unhöflich war. Jetzt oder nie!

Die Sprecherin wendete sich mir unwillig zu: „Ja?“

„Ich hab gerade gehört, dass Sie den Begriff Sub verwendet haben.“

„Und?“

„Geht es hier um FLR?“

Stille! Die drei wechselten Blicke unter hochgezogenen Augenbrauen.

„Wer will das wissen? Und warum?“

„Ich bin Lilith und eigentlich in der Hoffnung hergekommen, jemanden zu treffen, der mir genau bei dem Thema weiterhelfen kann. Ich befürchtete schon, dass das eine beknackte Idee war, aber jetzt …“

„Und woher weißt du davon?“

„Ich lebe in einer FLR-Partnerschaft, aber wir sind

Anfänger. Und jetzt wollte ich mir Unterstützung holen von Seiten entsprechender Frauen."

„Bist du von selbst draufgekommen?"

„Nein, mein Mann suchte …", ich wurde unterbrochen.

„Typischer Verlauf", warf eine der anderen Frauen ein, „willkommen, Schwester." Schwester?

„Marga redet immer so", erklärte die dritte, „wir haben uns schon dran gewöhnt." Die drei gefielen mir.

In diesem Moment erinnerte ein Glöckchen an das Ende der Pause.

„Wie kann ich euch erreichen?", fragte ich rasch. Die Sprecherin griff nach einem Zettel und einem Kuli vom Verkaufstresen, schrieb etwas darauf und gab ihn mir mit den Worten: „Das ist unsere Mailadresse. Wir haben einen FLR-Lady-Stammtisch hier am Ort. Melde dich einfach, okay?"

FLR-Lady-Stammtisch – so was. In Zeiten von Internet-Foren und Chats war das direkt antiquiert, aber auch charmant und irgendwie passte das.

Ich steckte den Zettel ein. Egal, was da vorne erzählt wurde, ich hatte mein Ziel für diesen Abend erreicht, wider alle Wahrscheinlichkeit.

Am nächsten Tag holte ich den Zettel heraus und verstand, warum die Lady von *unserer* Mailadresse gesprochen hatte. Diese lautete: FLR-Ladies@gmx.com

Als ich auf Senden klickte, fragte ich mich, ob ich überhaupt Antwort bekäme. Aber ich zweifelte nicht wirklich und wartete gespannt.

Als die Antwortmail kam, war sie nicht lang:

Hi, Lilith, wir treffen uns nächstes Mal am Donnerstag um 19:00 Uhr im „Wilden Reiter". Komm einfach und schau, ob es für dich passt. Gruß Karja

Egal, was am Donnerstag war, dahin würde ich gehen.

Intermezzo 👑

Diener-Modus / Herrin-Modus

Man muss es sich immer wieder bewusst machen, denn immer wieder vergisst man es:

Frauen kommen von der Venus, Männer vom Mars.

Oder mit anderen Worten:

Frauen wissen nicht wirklich, wie Männer ticken und Männer umgekehrt nicht, wie Frauen ticken. Es ist ein Glücksfall, wenn es gelingt, bei einem wichtigen Thema plötzlich zu verstehen.

Allerdings besteht die Chance nur, wenn man auch kommuniziert, was wir glücklicherweise konnten. Ganz konkret:

24 Stunden, 7 Tage die Woche im Herrin-Modus herumzulaufen war unmöglich, mir jedenfalls, und selbst wenn ich das gekonnt hätte, hätte ich bestimmt keine Lust dazu gehabt.

Natürlich wusste ich, dass Rolf der Diener-Modus leichter fiel, wenn er gerade eine geile Phase hatte. Aber es war nicht gesagt, dass ich dann gerade Herrin sein wollte.

Ihm dagegen fiel es schwer, in das Diener-Gefühl zu gehen, wenn er gerade im Alltag unterwegs war. Selbst dann wenn ich zwischendurch kam und ihm eine Erziehungseinheit verpassen wollte.

Schon oft hatte er versucht, mir zu erklären, was es ihm erleichterte, dann umzuschalten, aber ich mochte aufgesetzte Rituale nicht.

Ich schlüpfte in die Stiefel, bevor ich eine Ansage machte, damit sich der Herr dienerlicher fühlen konnte? Das war nicht ich.

Allerdings, und das konnte ich absolut nachvollziehen, war es nötig – vor allem in Alltagssituationen – aus dem dominanten Herrin-Gefühl heraus die Ansagen zu machen.

Das gelang auch nicht immer. Und dazu war es durchaus legitim, sich kleiner Hilfsmittel zu bedienen. Dies allerdings, zumindest, was mich betraf, ganz spontan aus dem Augenblick. Das konnte der Bademantelgürtel sein, der gerade zur Hand war, und den Sub daran hinderte, auszubüxen. Die Peitsche sowieso oder auch eine ganz klare verbale Ansage, die keinen Zweifel ließ.

Rolfs Versuche, mir diese Zusammenhänge klar zu machen, hatten mich immer eher genervt. Ich hatte sie immer sehr schnell in die Schublade: *Herrin manipulieren* gesteckt.

Beim letzten Zwiegespräch konnte er endlich zu mir durchdringen, und ich verstand es als das, was es war: die Bitte, ihm da ein bisschen zu helfen, weil er ohne das Schwierigkeiten hatte, in solchen Momenten als Sub ganz da zu sein.

Und ich erkannte, dass dies nicht nur ihm helfen würde, sondern auch mir.

So, wie ich lernte, dass es einen Unterschied gab zwischen Herrin-Ich und Alltags-Ich, hatte ich jetzt gelernt, dass es auch unterschiedliche Situationen in der Begegnung gab.

FLR ist nicht nur auch Caring Domination, sondern es gab dabei Situationen, in denen es mehr um Caring ging und welche, in denen Domination im Vordergrund stand.

Kapitel 12

Lady-Stammtisch

Als ich am Donnerstagabend den Wilden Reiter betrat, dachte ich, es hätte eigentlich *Wilde Reiterin* heißen müssen und grinste.

Die drei Ladys saßen in einer Nische mit Ecksofa und Plüschkissen. Ich war verblüfft, hatte ich doch eher eine kultige dämmerige, von kernigen Typen bevölkerte Eckkneipe erwartet. Eck traf zwar zu, aber ich konnte mir schwer vorstellen, dass sich kernige Typen in dieses kuschelige, nippesgefüllte Lokal verirrten. Wobei außer den drei Ladys noch niemand hier war, wer wusste also …

„Hi, Lilith", holte mich ein freundlicher Ruf aus meinem Staunen, „hier sind wir."

Ich winkte und beeilte mich, den letzten freien Platz in einem Großmuttersessel einzunehmen, der überraschenderweise sogar bequem war.

„Mhm, fast wie in Mutters Stübele", murmelte ich genussvoll und die drei lachten.

„Kann man wohl sagen", kicherte Marga, eine kräftige, große schwarzhaarige Frau mit hellwachen Augen, ungefähr in meinem Alter. Ihr rotes Kleid hatte einen unverschämt erotischen Ausschnitt, den die violette Modeschmuck-Kette aus dunklen Holzperlen noch hervorhob. Eine gewagte Farbkombination, die jedoch neben der schwarzen Wallemähne einfach zu dieser Frau passte. Sie konnte ich mir problemlos als Herrin vorstellen.

„Ich bin Lilith, wie ihr wisst, Margas Namen weiß ich schon, aber ihr heißt doch sicher auch", wandte ich mich an die beiden anderen.

„Karja", ertönte es vom Platz mir gegenüber. Sie war bemerkenswert grazil, und was über dem kleinen Couchtisch von ihr sichtbar war, fiel definitiv unter die Kategorie extravagant bis schrill. Die Kombination von edlem Kaschmirpullover, sehr gepflegten Händen mit sorgfältig lackierten bunten Nägeln, Ohr-Plugs und Zweimillimeter-Haarschnitt, der den schmalen, wohlgeformten Kopf hervorragend zur Geltung brachte, war bemerkenswert. Aber nichts davon war unpassend, auch nicht das Zungenpiercing, das zwischen ihren lila geschminkten Lippen hervorblitzte, als sie mich anlachte. Ich hob die Hand zum Gruß und lachte zurück. Karja würde ich mögen.

„Und ich bin Kim."

Wenn ich diese Frau irgendwo gesehen hätte, wäre mir im Traum nicht eingefallen anzunehmen, dass sie in einer FLR lebte. Eher klein und mollig wie sie war, fielen nur ihre Haare besonders auf: Dicke blonde schulterlange Locken, die, ein wenig altmodisch, mit zwei Kämmen zurückgehalten wurden. Sie trug einen grün gemusterten hübschen, offensichtlich selbst gestrickten Pullover, der ihr gut stand. Sie war eher der Typ brave Hausfrau.

„Hallo, Kim". Ich reichte ihr die Hand, da sie direkt neben mir saß.

„Na dann, erzähl mal", eröffnete Marga neugierig das Verhör, „wie hats dich bis hierher verschlagen?"

Und ich erzählte im Zeitraffer, was mich in diese knuffige Frauenkneipe verschlagen hatte. Denn dass es eine solche war, war inzwischen offensichtlich. Hier durften nur Frauen rein und nicht nur lesbische, von denen einige hier und dort miteinander kuschelten.

Und ich hätte es mir sparen können darüber nachzudenken, ob ich mit meinen dreiundfünfzig Jahren nicht zu alt war. Hier waren Frauen jeden Alters.

„So, das war's", sagte ich schließlich und fügte hinzu: „Dieser Laden hier ist einfach genial."

Kim lachte bestätigend: „Ja, kann man wohl sagen. Hier gibts nichts, was es nicht gibt, frauentechnisch."

Frauentechnisch! Ja, und jetzt gab's hier auch mich, und ich fühlte mich einfach nur sauwohl.

Die Bedienung kam an den Tisch und ich bestellte einen Gin Tonic und eine Flasche Mineralwasser, die drei anderen wollten jeweils ein Weizen.

„Und was erwartest du jetzt von diesem Abend?" Karja beugte sich neugierig vor.

„Na ja", ich zögerte, „es ist so, dass ich noch schwer drüber hirne, wo ich FLR überhaupt einordnen soll. Es gibt so viele *Richtungen*. Welche ist denn FLR?"

Die drei tauschten wissende Blicke und es war schließlich Kim, die antwortete: „Tja, das ist die Frage aller Fragen. Darüber streiten wir schon länger."

„Streiten?" Das hatte ich nicht erwartet.

„Na ja, nicht im Ernst. Aber wir können uns nicht einigen."

„FLR ist selbstverständlich eine Unterart des

BDSM", stellte Karja fest, „was denn sonst. Du sagst ja selbst, dein Mann steht auf Fesseln, ist devot, wünscht sich Disziplinierung, etc. Was ist das anderes als eine Unterart von BDSM?"

Ich zögerte, entgegnete dann aber mutig: „Ich kann dem jetzt gar nichts entgegensetzen, aber was du sagst, fühlt sich für mich nicht ganz stimmig an. Zum Teil hast du recht, aber es beschreibt nicht alles von dem, wie ich FLR empfinde."

„Das sage ich schon immer …", setzte Kim an, wurde jedoch von Marga unterbrochen: „Kim, ja, das tust du, aber du spielst in einer Sonderliga."

„Sonderliga?", fragte ich erstaunt.

„Ja! Kim behauptet, sie lebe in einer FLR-Beziehung, in der es irgendwelche Praktiken dieser Art nicht gibt."

Ich war erstaunt. „Ach! Und das geht?"

„Ich behaupte, ja", betonte Kim mit einem trotzigen Seitenblick auf Marga. Diese schüttelte den Kopf. „Unserer Meinung nach nicht."

Ich war sehr verwirrt und hatte das sonderbare Gefühl, etwas von dem, was für mich bei der Nur-BDSM-Variante fehlte, bei Kim zu spüren.

„Für mich gehört FLR absolut in den reinen SM-Bereich. Mein Mann und ich leben FLR jedenfalls in diesem Sinn", fuhr Marga fort, „ich bin definitiv sadistisch veranlagt und mein Mann masochistisch. Beides muss dabei sein. Wieso sollte denn sonst jemand auf Schmerz stehen und auf *Spanking*?"

Meine Güte, da zeigten sich Seiten, mit denen ich so noch nicht in Berührung gekommen war. Darüber musste ich definitiv erst mal nachdenken. Plötzlich kam mir ein Gedanke: „Moment mal! Mein Mann ist mit Sicherheit nicht masochistisch veranlagt und ich nicht sadistisch. Was wir leben, hat nicht mit einer solchen Grundveranlagung zu tun. Er steht auch überhaupt nicht auf Schmerz – im Gegenteil."

Interessierte Blicke!

„Echt?" Karja war sehr erstaunt. „Aber wieso will er dann überhaupt …?" Sie stockte und schüttelte verwirrt den Kopf.

„Tja, das ist die Frage, nicht? Es ist schwer, zu erklären, und ich musste das auch erst mal klar kriegen. Es scheint so zu sein, dass er erst mal grundsätzlich geil ist auf Herrin, die ihm dabei ja begegnet. Sodann scheint es zu signalisieren, dass ich ihn liebe und er mir wichtig ist, wenn ich mich in dieser Form mit ihm beschäftige. Und er steht eigentlich mehr auf das *Danach* als auf die Prozedur selbst. Ich übrigens auch. Wir sind uns dann auf besonders zärtliche Weise näher."

„Das ist bei uns auch so", sagte Marga nachdenklich und Karja nickte, „aber das läuft eben stark über unsere grundsätzlichen Veranlagungen."

Stille!

„Nun ja", sagte ich schließlich nachdenklich, „mir scheint, das Ganze ist komplexer und vielfältiger, als ich dachte. Und einfache Antworten scheint es hierbei nicht zu geben."

„Das kannst du laut sagen!", pflichtete Kim mir bei. „In den eineinhalb Jahren, die wir uns jetzt treffen, sind wir nicht zu einer abschließenden Erklärung gekommen."

„Vielleicht weil es die so nicht gibt?", fragte ich.

„Vielleicht", sagte Karja in die Runde und fuhr fort: „Mädels, ich muss los, es ist schon spät." Sie winkte der Bedienung, die gerade am Nebentisch kassierte. „Zahlen bitte!"

Wir zahlten alle und gingen gleichzeitig. Vor dem Lokal wandte sich Kim noch einmal an mich: „Und? Kommst du wieder?"

„Worauf ihr euch verlassen könnt. Ich mag euch und fühle mich wohl mit euch."

„Okay dann: immer der letzte Donnerstag im Monat."

Auf dem Weg ins Parkhaus ließ ich den Abend noch einmal Revue passieren. Ob ich hier wirklich irgendwann befriedigende Antworten finden würde? Gab es die überhaupt? War es denn nötig, so genau zu präzisieren, vielleicht sogar kontraproduktiv?

Seufzend stieg ich in den Wagen und freute mich auf die Heimfahrt. Heute Abend würde ich Rolf einweihen und ihm verraten, wo ich heute und neulich abends gewesen war.

Und ich nahm mir vor, so lange nachzuforschen, bis ich zumindest für mich eine befriedigende Antwort auf die Frage gefunden hätte: Was ist eine FLR?

Intermezzo 👑

Wie definiert man FLR?

Rolf wärmte sich die Hände an seinem Kaffee. Wir saßen wie sehr oft mittags beisammen und plauderten.

„So, so", sagte er schmunzelnd, „da war die Lady also in Sachen FLR unterwegs. Alle Achtung. Ich hatte mich schon gefragt, wo du wohl warst. Wobei es natürlich ganz dir überlassen bleibt, ob du mir etwas mitteilen willst oder nicht."

„Gut erkannt!", nickte ich hoheitsvoll.

„Ich hätte dich heute dennoch gefragt. Aber du hast dich ja dazu herabgelassen, mich zu informieren." Seine Augen funkelten.

Ich hob die Hand und winkte mindestens ebenso gnädig wie die Queen aus der goldenen Kutsche.

„Und? Hast du die Antworten bekommen, die du erhofft hast?"

Ich schüttelte den Kopf. „Nein, natürlich nicht. Hab ich auch nicht erwartet. Aber wenn wir gerade dabei sind: Sag du mir mal, was eine FLR ist."

„Also, ich weiß nicht … ich kann für den Moment am ehesten sagen, was es für mich nicht ist."

„Und?"

„Für mich ist es keine SM-Beziehung im engeren Sinn, zumindest, soweit ich das verstehe."

Stille!

„Und ich würde es auch nicht im weitesten Sinn im

123

Bereich BDSM einordnen, obwohl man sich natürlich diverser Praktiken aus diesem Bereich bedient."

So ging es mir auch. „Und hältst du eine FLR für möglich, bei der keinerlei Praktiken aus diesen beiden Bereichen vorkommen?"

Rolf schüttelte vehement den Kopf. „Was mich betrifft, nein."

„Ja, aber was dann?"

Eine Weile schwiegen wir.

Schließlich meinte Rolf: „Ich weiß es nicht – noch nicht. Aber ich denke, dass es eine Antwort gibt. Zumindest eine, die für uns stimmt."

Ich nickte. „Gut, überlegen wir weiter."

Kapitel 13

Schwanzsteuer

Bei einer erneuten Session kam die neunschwänzige Katze zum Einsatz, die Rolf mir kürzlich auf meinen Befehl hin eifrig besorgt hatte. Es war ein Prachtstück: Der kurze Griff war mit schwarzen und roten Lederstreifen umwunden, die in armlange schwarz-rot geflochtene Schnüre ausliefen. Das Muster, das sie hinterließ, gefiel mir besonders gut.

Während ich auf das blau-rote Karomuster hinabschaute, kam mir plötzlich ein Gedanke, der mich elektrisierte.

„Zu meinen Füßen!", befahl ich und Rolf beeilte sich, vor mir auf die Knie zu gehen und zu mir hochzublicken.

„Wessen Eigentum bist du?"

„Deines, Herrin."

„Richtig! Was gehört also mir?"

„Alles, Herrin!"

„Auch dein Gemächt?"

„Auch und vor allem, Herrin."

„Aha! Und in wessen Verwahrung gehört es dann?"

„In deine, Herrin."

Zu meinem Vergnügen wurde er immer verwirrter. „Du hast es erkannt. In wessen Hände hast du es also zu übergeben?"

„In deine, Herrin. Aber …"

„Kein Aber", unterbrach ich streng.

Hinter Rolfs Stirn begann es zu arbeiten, und ich musste mich bemühen, nicht zu grinsen. „Darf der untertänigste Diener seine Gedanken mitteilen?"

Ich nickte kurz.

„Wie die Herrin unschwer feststellen kann, ist das betreffende Objekt fest mit mir verbunden."

Nicken.

„Wenn die Herrin so gütig wäre, mir mitzuteilen, auf welche Weise die gewünschte Übergabe erfolgen soll?"

„Gar nicht."

Jetzt erreichte Rolfs Verwirrung den Höhepunkt. „Aber …!"

Wieder unterbrach ich: „Wenn du scharf nachdenken würdest, würdest du erkennen, dass weder du noch ich in diesem Fall an den natürlichen Gegebenheiten etwas ändern können."

Rolf atmete sichtlich erleichtert auf, und mir wurde klar, dass zumindest kurz Kastrationsvorstellungen in seinem Kopf aufgeblitzt sein mussten. Wieder musste ich mir ein Grinsen verkneifen.

„Aber …"

Ich schwang drohend die Neunschwänzige und Rolf verstummte. „Wenn du nicht mehr als *aber* zu diesem Dialog beisteuern kannst, schweig lieber. Kannst du dir nicht denken, dass die Herrin in ihrer Weisheit schon die Lösung parat hat?"

Jetzt nickte Rolf und wirkte sichtlich interessiert.

„Wie wird es im Allgemeinen gehandhabt, wenn jemand sein Eigentum einem anderen zu dessen Nutznießung überlässt?" Jetzt hatte er verstanden: „Der Eigentümer erhebt eine Gebühr."

„So ist es! Und wer setzt die Höhe der Gebühr fest?"

„Der Eigentümer."

„Richtig! Und wem gehören dein Schwanz und deine Eier?"

„Dir, Herrin." Der zufriedene Unterton in Rolfs Stimme amüsierte und rührte mich zugleich.

„Gut. So setze ich hiermit eine monatliche Schwanzsteuer von 50 € fest, zu entrichten immer am ersten des Monats, und zwar in angemessener und demütiger Haltung. Verstanden?"

„Verstanden, Herrin", meldete Rolf entzückt und ich wusste, dass sein Vergnügen an diesem Dialog dem meinen in nichts nachsteht.

Einige Tage später setzte ich eine Idee um, die mir schon lange im Kopf herumging. Ein Aspekt bei Subs, den ich nicht wirklich nachvollziehen konnte, war die Lust daran, gedemütigt zu werden. Das hatte eigentlich nichts mit masochistischen Wünschen zu tun, mehr mit Subordination, mit einem Akt, der die Rangfolge spürbar werden ließ. Bislang hatte ich mich noch nicht auf dieses unbekannte Pflaster begeben, wollte jedoch endlich einen Versuch wagen.

„Heute gehen wir essen", bestimmte ich beim Frühstück, „du wirst mich einladen."

Rolf verschluckte sich fast an seinem Honigbrot. „Wie die Herrin befiehlt", keuchte er gehorsam, und es verblüffte mich erneut, wie der bestimmte Herrinton, der mir immer besser gelang, Rolf im Augenblick aus dem Alltags-Ich in den dienstbereiten Sub verwandelte.

„Hat die Herrin einen speziellen Wunsch, was das Lokal betrifft?"

Kurz erwog ich die Traube, ein mehr als exklusives Restaurant, aber in Anbetracht meines Vorhabens entschied ich mich für das Buffet im Galeria Kaufhof. Dort gab es mit Sicherheit viele neugierige Augen. Beim Gedanken daran konnte ich mir ein Grinsen nicht verkneifen. Rolf runzelte kurz die Stirn, als ich den Ort bestimmte, nickte dann aber zustimmend: „Wie die Herrin befiehlt."

Mitten in der Mittagspause, in der es von hungrigen Arbeitnehmern in dem Lokal nur so wimmelte, suchten wir uns einen Platz, möglichst am Fenster. An einem Sechsertisch belegten wir die beiden Plätze am Gang, wo ständig Leute vorbeikamen. Mal ganz zu schweigen davon, dass zwei jüngere Typen mit uns am Tisch saßen. Das kleine *böse* Mädchen in mir hob den Kopf und schaute mit funkelnden Augen um sich, reckte dann den rechten Daumen und lehnte sich mit in die Hüften gestemmten Armen gespannt vor, als wollte es sagen: *Komm Lady, mach mal hinne, und verpatz es nicht.*

Ich war mindestens so aufgeregt, wie es Rolf gleich sein würde, aber er ahnte es noch nicht. Er stand neben dem Tisch in der Erwartung, mich zum Buffet geleiten zu dürfen. Doch er täuschte sich.

„Du bringst mir einen großen Salatteller, ohne Artischocken und Zwiebeln und dazu zwei Butterbrezeln. Zum Trinken ein Mineralwasser. Allez vite!"

Rolf konnte zwar kein Französisch, aber mein Ton

ließ keinen Zweifel daran, was das hieß. Er zögerte kurz, wandte sich dann aber mit einem gemurmelten „Okay" zum Gehen.

„Rolf!" Er erstarrte und wandte sich mir wieder zu. Er sah mich verwirrt an, aber seine Augen funkelten. „Wie heißt das?"

Mir war sehr bewusst, dass die beiden Tischgenossen die Szene mit aufgerissenen Augen verfolgten. Rolf streifte die beiden mit einem kurzen Blick und schaute mich dann fragend an.

„Wie heißt das?" Ich dämpfte meine Stimme nicht. Jetzt verstand er und sagte ebenso laut: „Zu Befehl, Herrin! Und was darf ich für mich selbst holen?"

„Dasselbe!" Neben mir klapperte eine Gabel auf den Teller und ich fühlte, wie die Ohren der beiden Lauscher nahezu herankrochen.

„Zu Befehl, Herrin." Dann verschwand Rolf im Gewimmel vor der Salatbar.

„Lassen Sie sich nicht stören, meine Herren", sagte ich gönnerhaft und setzte mich mit einem freundlichen Lächeln Richtung Fensterplätze. Ich stellte fest, dass ich schon lange nicht mehr miterlebt hatte, wie zwei Männer, sozusagen Stereo, erröteten, wie Pennäler vor dem ersten Kuss, und ich genoss es.

Während Rolf unser Essen orderte, fiel mir auf, dass die beiden Herren ausgesprochen langsam aßen und immer wieder kleine Blicke in Richtung Salatbar riskierten. *Oh ja, ihr Herren, ihr wittert ein Schauspiel der besonderen Art, und ihr werdet es kriegen.*

Kurz darauf machte ich mich hungrig über meinen Salat her und tat so, als ob ich nicht bemerkte, dass

Rolf den Blick auf seine beiden Geschlechtsgenossen krampfhaft mied. Mein Vergnügen steigerte sich, als die beiden noch einen Nachtisch holten. Sie würden also Zeugen des heutigen Höhepunktes sein.

Rolf aß relativ schnell, das hieß, er würde sein Mahl unterbrechen müssen. Er hob gerade seine Gabel zum Mund, als ich mit den Worten: „Ich hab ein Geschenk für dich!", in meine Tasche griff, und den unverpackten Slip hervorzog, dessen Vorderseite ein langer Elefantenrüssel zierte. Das Objekt war schlicht und einfach obszön. So etwas schaute man allenfalls heimlich im Internet an, und anziehen würde ein Mann das vielleicht auf einer Junggesellen-Abschiedsparty. Aber in einem öffentlichen Lokal auch nur an so was zu denken, war völlig deplatziert.

Rolf schaute das edle Stück, das ich der besseren Sicht wegen in Brusthöhe entfaltet hielt, völlig entgeistert an. Neben mir begann einer der beiden keuchend zu husten, der andere, der mir schräg gegenüber saß, hielt sich eine Hand vor den Mund und sah aus, als wisse er nicht, ob er weinen oder lachen sollte.

„Du wirst dieses edle Kleidungsstück unverzüglich anlegen", befahl ich, „du kannst nachher fertig essen."

Rolf schoss hoch, riss mir den grauen Flanell-Slipp mit Rüssel aus der Hand und verschwand Richtung Klo. Ich aß in aller Ruhe weiter. Neben mir war immer noch ungläubiges Schweigen.

Ich wandte mich den beiden Sprachlosen zu und sagte süffisant: „Geschenke erhalten nicht nur die Freundschaft, sondern auch das gute Klima in einer funktionierenden Ehe, nicht wahr?"

„Ähm! …", versuchte sich der eine an einem Kommentar, der mich zu der abschließenden Antwort veranlasste: „Sie haben ja so recht."

Nun schaufelten die beiden ihre Torten so schnell wie möglich in ihre Münder und schütteten den inzwischen lauwarmen Kaffee ebenso schnell hinterher. Dann sprangen sie auf, griffen nach ihren Tabletts und eilten mit einem gemurmelten Gruß davon, als hätten sie Angst, ein ebenso hübsches Höschen von mir zu bekommen. Ich amüsierte mich köstlich.

Als Rolf zurückkam, galt sein Blick zuerst den nun leeren Plätzen und aufseufzend ließ er sich am Tisch nieder.

„Dein Wort ist mir Befehl, Herrin", sagte er brav. „Aber heute war ich froh, dass meine Jacke über den Hintern geht."

Ich fing an zu lachen.

„Ach so. Und ich dachte, ein Mann gibt gerne damit an, wenn er unterwärts gut bestückt ist."

„Ja, aber soo gut. Wenn das echt wäre, käme ich ins Guinness-Buch der Rekorde."

Wieder musste ich lachen, und Rolf stimmte etwas gequält mit ein.

„Hast du nicht etwas vergessen, mein Lieber?"

Rolf runzelte fragend die Stirn, doch dann verstand er. „Ich danke der Herrin für dieses wunderschöne Geschenk."

Und wir wussten beide, dass er damit nicht den Slip meinte.

„Gern geschehen, mir hat es Spaß gemacht."

„Das ist das Beste daran", sagte Rolf liebevoll und

küsste die Innenflächen meiner Hand, die ich ihm über den Tisch reichte.

Intermezzo

Autonomie abgeben?

Ich kann nicht behaupten, dass es unangenehm ist, verwöhnt zu werden. Es tat ja auch wirklich gut, nicht für alles verantwortlich zu sein, Tag für Tag alles alleine entscheiden und managen zu müssen.

Anfänglich genoss ich die Fürsorge und ließ mich fallen, und es dauerte lange, bis ich des Unbehagens gewahr wurde, das in einer unbeachteten, vergessenen Ecke meines Gehirns unbeirrt mit spitzem Finger herumbohrte. Es dauerte eine Weile, bis mir bewusst wurde, was da so piesackte, und ich erschrak: So bequem es war, alles abgenommen zu bekommen, es fühlte sich unbefriedigend an.

Ich hatte, völlig unbewusst, Rolf Dinge übertragen, die ich sehr gut selbst erledigen konnte und immer erledigt hatte. Ich hatte sozusagen auf einen Teil meiner Autonomie verzichtet, damit Rolf seine Neigung ausleben konnte.

Ich hatte zwar befohlen: „Du machst Wäsche, Spülmaschine, Wochenputz …", aber der Beweggrund war, Rolfs Wunsch zu entsprechen, nicht etwa, meine Macht als Herrin auszuleben. Aus eigenem Bedürfnis heraus.

Hm!

Das konnte nicht Sinn der Sache sein. Ich nahm mir vor, genau dieses Thema beim nächsten Stammtisch einzubringen.

Kapitel 14

Stammtisch

Im Wilden Reiter steppte der Bär, als ich das Lokal betrat. Wäre ich die erste Stammtisch-Lady gewesen, hätten wir keinen Sitzplatz mehr gefunden. So musste ich mich lediglich an der überfüllten Bar vorbeiquetschen und mich unter diversen „Tschuldigung", „Scusi" und „Pardon" zwischen engstehenden Tischen durchschieben, um zu unserer gemütlichen Sofaecke zu gelangen.

Ich war die Letzte und sah gerührt, dass mein Omasessel noch frei war. Aufatmend ließ ich mich hineinplumpsen.

„Hallo, ihr drei Grazien", grüßte ich fröhlich.

Auch heute boten die drei einen erfreulichen Anblick. Karja saß wie personalisierter Klatschmohn in der Sofaecke. Der Rock musste sündhaft teuer gewesen sein. Er endete eine Handbreit über dem Knöchel und war seitlich bis zum Knie geschlitzt, sodass die kleinen Spinnennetze ihrer schwarzen Motivstrumpfhose deutlich zu sehen waren. Die knallroten Sneakers mit Keilabsatz die ich im Laden nicht mal vom Regal genommen hätte, ergänzten Karjas Outfit perfekt. Der hautenge Pullover brachte die kleinen Brüste hervorragend zur Geltung. Der tiefe V-Ausschnitt wurde von einer handtellergroßen Perlmuttscheibe an einem roten Seidenband dominiert. Ihr auch heute violett geschminkter Mund verzog sich zu einem Grinsen: „Na, endlich da, du Schnecke?"

„Schnecke ist wohl übertrieben", warf Kim ein, „sie ist ja fast pünktlich und außerdem hat sie den weitesten Weg."

Ihr lose fallendes hellblaues Leinenkleid war schlicht, aber es kleidete sie viel vorteilhafter als der Pullover, den sie beim ersten Mal getragen hatte. Hübsche Perlenstickers schimmerten durch die blonden Locken, die über einem gemusterten Loop hingen.

„Seien wir mal ganz pragmatisch". Marga, lebhaft geschminkt wie schon beim ersten Mal, legte die wohlgeformten, in einer engen Jeans steckenden Beine übereinander und beugte sich vor, wobei mir auffiel, dass die beiden obersten Knöpfe des engsitzenden Seiden-Shirts geöffnet waren. Eine sinnvolle Maßnahme, angesichts des dritten Knopfes. Es hätte mich nicht gewundert, wenn er abgesprungen wäre, bevor wir unser Treffen beendet hatten.

„Wer hat, der hat", sagte ich gedankenverloren, Rolf zitierend.

„Was?" Marga schaute mich irritiert an.

Ich musste lachen. „Nicht wichtig. Ich hab nur gerade laut gedacht. Was meintest du mit pragmatisch?"

„Ich meinte, wir sollten mal bestellen. Die Bedienung konnte sich bislang noch nicht zu uns durchkämpfen und im Moment kassiert sie gerade am Nebentisch."

Und so bestellten wir, und ich wunderte mich, wie die Frau es fertig brachte, angesichts des Gedränges unsere Getränke fünf Minuten später auf unserem

Tisch zu platzieren und jedes der Getränke jeder Person korrekt zuzuordnen.

„Mhm! Ich liebe Angel's Kiss", murmelte Kim und setzte das Glas mit der braunen Flüssigkeit ab.

„Na, ich weiß nicht. Ich ziehe Cointreau vor, wenn es schon so was sein muss. Aber es geht nichts über Champagner. Prost Mädels."

„Chin chin, passt da besser. Für Champagner ist Prost zu gewöhnlich, Marga."

„Und das sagst du, Karja? Mit deinem gewöhnlichen stillen Wasser?"

„Ihr Lieben", wagte ich, zu unterbrechen, „wollen wir heute über unsere Trinkgewohnheiten reden oder übers eigentliche Thema?"

Die drei wandten mir die Gesichter zu.

„Na, dir scheint ja etwas unter den Nägeln zu brennen, Lilith. Dann spuck mal aus."

„Das ist sehr treffend, Marga. Ich hab da tatsächlich ein Problem, oder besser gesagt: Ich hatte ein Aha-Erlebnis."

Jetzt hatte ich die volle Aufmerksamkeit. Bevor ich begann, fragte ich mich, ob ich mit meinem Anliegen einen ganz neuen Aspekt ansprach, oder ob es ein Thema war, das die drei schon des Langen und Breiten diskutiert hatten.

„Vielleicht ist es ein bisschen schwierig, es so zu formulieren, dass auch richtig rüberkommt, was ich meine."

„Na komm, spuck's einfach aus." Marga beugte sich gespannt vor.

„Na gut: Es ist so: Ich hatte ein Gespräch mit Rolf. Er macht ja im Wesentlichen den Haushalt …"

„Na, hoffentlich."

„Lass sie reden Karja." Kim wandte sich mir auffordernd zu.

Ich fuhr fort: „Ihm wurde bewusst, dass es ein Unterschied ist, ob er *seiner Frau* hinterherräumt, oder den Schlörz der *Lady* entfernt. Ersteres tut er zwar – als Diener – natürlich. Aber gegebenenfalls schon mit dem Gefühl: *Kann sie das nicht selber wegräumen?*

Kommt die Ladyansage, passiert dasselbe: Er räumt weg. Aber bildlich oder konkret mit steifem Schwanz. Fazit: Es genügt nicht, das einmal auszumachen, es muss immer wieder aufgefrischt werden. Männer brauchen halt, zumindest hin und wieder, klare Ansagen."

Die drei lachten und warfen sich wissende Blicke zu.

„Ja, das kennen wir alle", sagte Marga verständnisvoll. „Das zu formulieren ist aber nicht so schwierig. Darauf kommt jedes Paar, das eine FLR lebt, früher oder später."

„Das ist es aber nicht nur. Bei diesem Gespräch ist mir noch etwas anderes bewusst geworden, und das vor allem beschäftigt mich."

Ich überlegte, wie ich beginnen sollte und warf dann alle Konzepte über Bord: „Ich bin eine ungemein selbstständige Frau. Ich hab (freiwillig!) fünfzehn Jahre allein gelebt, weil ich keinen Bock mehr auf das hatte, was ich bis dahin hatte. Ich hab zwei Kinder alleine großgezogen und die ersten Jahre auch ein Enkelkind. Ich kann Löcher in Wände bohren, Lampen anschließen, Vorhangschienen anbringen und dergleichen mehr. Als ich mit Rolf zusammenzog, meinte er: Ich hab noch nie vorher eine Frau mit soviel Werkzeug erlebt. Ich kann alles, was der Haushalt fordert sowieso und kann meine Finanzen selbst verwalten. Ich habe eine Vorstellung davon, was ich wie haben möchte und setze das in der Regel auch durch."

Ich schwieg und betrachtete die Gesichter vor mir. Karja hatte sich mit verschränkten Armen zurückgelehnt und wartete auf die Fortsetzung. Marga hatte die Haltung einer verständnisvollen Therapeutin eingenommen. Bei dem Gedanken wurde mir bewusst, dass ich gar nicht wusste, was die Frauen beruflich machten. Kims Blick war sehr anteilnehmend und schließlich forderte sie mich auf, weiterzureden.

„In dem Gespräch ist mir etwas bewusst geworden, was bis dahin nur ein diffuses Missbehagen war."

„Ich glaube, ich weiß, was jetzt kommt, Lilith, aber red weiter", munterte mich Marga auf und ich fuhr fort.

„Ich musste all die genannten Eigenschaften entwickeln, sonst hätte ich mein Leben gar nicht bewältigen können. Und ich war stolz darauf, das geschafft zu haben. Und dann trat Rolf in mein Leben. Das hatte zur Folge, dass ich praktisch von meinen 100 % Hoheitsgebieten einige *abgeben* musste, damit mein Mann Bereiche hat, in denen er mir dienen kann."

Marga nickte wissend. Genau das hatte sie erwartet, und auch den Mienen der beiden anderen konnte ich entnehmen, dass ihnen dieses Thema nicht fremd war. Das machte mir Mut, ganz offen weiterzureden: „Natürlich sage ich ihm, was er zu machen hat, aber das Wie überlasse ich ihm. Es liegt mir nicht, bis ins Detail vorzugeben, was jemand wie zu tun hat.

Aber – nehmen wir mal nur die Wäsche – ich würde es schneller und besser machen und generell ziemlich anders. Dennoch kann ich gut damit leben, dass es dann eben so gemacht wird, wie Rolf es kann, er macht es ja grundsätzlich gut. Bei mir bleibt aber ein Gefühl von: So muss ich es dann ertragen. Ich kann das nicht anders ausdrücken. Es ist nicht, wie leiden, eher so was wie in einem bestimmten Punkt nachgebend resignieren.“

Drei Köpfe nickten verständnisvoll und ich redete weiter.

„Das heißt: Ich begebe mich in gewisser Weise in diversen Bereichen in eine *Unselbstständigkeit*, damit Rolf sein Dienersein ausleben kann. Entscheidender Punkt: Ich muss mir dessen mal ganz bewusst werden, es anschauen, und mich dann bewusst, nur für mich, dafür entscheiden. Dann bleibe ich im Wesen autonom. Wird mir das aber nicht bewusst, wurschtelt so ein Gefühl in mir rum: *Was bin ich* unselbstständig *geworden*. Was ja nicht der Fall ist. Aber – ehrlich! Ich hab mich schon bei dem Gefühl ertappt: *Weiß ich überhaupt noch, wie die Waschmaschine geht?* Weiß ich natürlich … Aber … Ist das verständlich? Und kennt ihr so was?“

Die drei tauschten fragende Blicke aus, als wollten sie wortlos absprechen, wer antworten sollte. Schließlich übernahm Karja das Wort: „Das kennen wir sehr wohl, und wir haben es auch öfter davon. Es gab eine Zeit, da hat mich das ganz rappelig gemacht. Aber irgendwann kam ich zu folgendem Schluss: Das Tolle an einer FLR ist, dass Frau ihre Qualitäten und Fähigkeiten ja nicht verliert, sondern jederzeit wieder anwenden kann. Egal, um was es geht. Das macht Frau so herr(innen)lich unangewiesen und frei. Ich kann, wenn ich will, ergo: Ich bin autonom."

Marga ergänzte: „Das, was es zusätzlich etwas schwierig macht, ist, dass die Mitmenschen nur von außen drauf schauen können und entsprechend urteilen, was ein solches Unbehagen noch befördert. Von außen betrachtet wird Subs Gebaren wohl häufig auf ein Pantoffelverhältnis zurückgeführt und die Lady als Schwester von Xanthippe gesehen."

„Wie recht du hast. Das kenne ich zur Genüge. Und du kannst das nicht zurechtrücken. Du gerätst automatisch in eine undankbare Rolle." Kim klang ganz erbost.

Jetzt meldete sich Karja zu Wort: „Aber nur, wenn du dir aus dem Geschwätz der Leute etwas machst. Zugegeben, das hat mich erst mal auch belastet, aber irgendwann hab ich mich unabhängig davon gemacht. Was geht die Leute an, wie ich lebe."

„Es ist bewundernswert, wenn du das kannst", entgegnete Kim, „Im Allgemeinen stehe ich da auch drüber, aber manchmal macht es mir zu schaffen. Denn der Schein trügt ja, man kann es aber nicht zurechtrücken."

So war es, und dieser Aspekt war wahrlich nicht unwesentlich. Als ich bereit war, mich auf diese Beziehungsform einzulassen, hätte ich nie gedacht, mit solchen Themen konfrontiert zu werden. Aber wenn man sich auf irgendeinen Weg begibt, den man nicht kennt, kommen immer unerwartete Herausforderungen. Und wieder dachte ich daran, wie unbedarft ich in meine erste Ehe gestolpert war. Es ist schon seltsam, dass für jede poplige Tätigkeit eine Ausbildung und ein Nachweis verlangt werden, aber in Bezug auf die Ehe davon ausgegangen wird, dass das jeder schon irgendwie kann.

Jetzt ergriff Marga das Wort: „Doch zurück zur eigentlichen Frage: Die weiblichen Hoheitsgebiete versus Subs Arbeitsbereiche. Lilith spricht geradezu ein Tabu an, das ist auch manchmal ein Problem für mich. Ich stehe da auch nicht drüber. Ich mache sehr gerne Dinge selber und bin – in Grenzen – ein gefühltes Basteltalent und finde Lösungen für Reparatur-Probleme, bei denen Männer (zumindest meiner) lieber großzügig eine Neuanschaffung vorschlagen, als *das Ding mal aufzuschrauben*. So was ist für mich, neben den eigentlichen Belastungen eher eine Entspannung. Und die ungefragte devote Hilfsbereitschaft geht mir manchmal auf die Nerven: Ich lasse mir nicht immer gerne helfen, schließlich bin ich nicht ganz unfähig oder blöd.

Die Ansage heißt dann: Das machst Du jetzt NICHT. Das freut Sub gar nicht, aber genau in solchen Momenten fühle ich mich besonders in meiner Herrinnen-Energie. Und davon abgesehen: Je klarer die Ansage, desto bereitwilliger klappt's dann auch mit'm Sub. Wie du siehst, Lilith, kennen wir alle die Problematik.“

„Es ist ja wirklich ein guter Tipp, das Ganze nicht unter dem Aspekt *Ich verliere etwas* zu betrachten, sondern unter dem Aspekt: *Ich kann, wenn ich will*“, fahre ich fort, „und es ist legitim, die Arbeiten, die ich nicht gerne mache, zu delegieren. Die Kunst ist, sich trotzdem gut zu fühlen. Und die klare Ansage ist eh empfehlenswert, fällt mir aber oft schwer, bzw. ich denke nicht dran, weil ich sie noch zu wenig auf dem Schirm habe. Kürzlich meinte Rolf gereizt und genervt, ich ließe alles stehen und liegen. Ich war sehr verletzt. Erstens stimmt das so nicht und zweitens wäre es ja das Vorrecht der Lady, das zu tun. Wobei ich grundsätzlich nicht so verbissen aufräume. Aber ich habe eine Grundordnung mit System."

Karja begann zu lachen. „Oh ja, das kenne ich. Aber ehrlich, hast du keine Gerte oder Peitsche?"

Ich war etwas irritiert. „Doch natürlich. Mehrere. Und noch diverse andere Schlaginstrumente."

„Und warum setzt du sie in einer solchen Situation nicht ein? Egal, um was es geht, Sub ist eine solche Äußerung grundsätzlich nicht erlaubt."

Nun lachte ich auch. Oh Mann, ja, es war nicht nur noch kein Meister vom Himmel gefallen, sondern auch keine Herrin.

Als ich an dem Abend nach Hause fuhr, kreisten die Gedanken noch um das Thema. Es tröstete mich, dass es den anderen ebenso ging. Und ich verstand auf neue Art, dass das, was mir in der gelebten FLR begegnete, einfach dazugehörte. Es war ein Prozess, ein Weg. Und so schwierig er manchmal sein konnte, wenn man wieder bei einem Stolperstein angekommen war, so hilfreich war diese Beziehungsform auch. Denn Stolpersteine gab es in jeder Beziehung, in einer FLR jedoch war man per se schon bewusster und aufmerksamer unterwegs und unter dem besonderen Aspekt der Caring Domination auch achtsamer und sensibler.

Intermezzo

Wie bringt Frau es an den Mann?

„Eins frage ich mich derzeit", hob ich unerwartet an, als wir eines Sonntags, wie meist danach, faul dösend im warmen Bett lagen.

„Hä?" Rolf öffnete das linke Auge und runzelte die Stirn.

„Ich überlege zur Zeit etwas."

„Aha! Was Schlimmes?"

„Nö, was Grundlegendes."

„Na, dann spuck's aus. Du gibst ja sonst eh keine Ruhe."

Und ich spuckte es aus: „Wie in unserem Fall läuft es doch meistens so, dass ein Sub auf der Suche ist nach einer Lady, die davor eher gar nicht flr-mäßig unterwegs war."

„Wo du recht hast, hast du recht."

Ich schickte ihm einen nur halb erheiterten Blick zu. „Jetzt stell dir aber mal vor, eine Frau stößt von sich aus auf das Thema. Meinetwegen durch Minervas Juwelen. Und jetzt hätte sie Lust, eine solche Beziehung mal zu testen oder gar zu erleben."

„Wenn sie klug ist, tut sie das."

„Ja, ja! Nur, wie fängt sie das an? Egal ob am Beginn der Beziehung oder mitten drin."

„Na, das ist ja wohl einfach."

Ich stützte den Kopf auf die Hand und schaute verblüfft nach rechts. „Ach ja?"

„Ja, klar!" Jetzt setzte sich Rolf auf, umfing die Knie mit

den Armen und erklärte ganz locker: „Stell dir mal vor, die hatten bislang normalen Stino-Sex. Du kannst mit Sicherheit davon ausgehen, dass er seine Fantasien hat, die er möglicherweise noch nie, vielleicht sogar nicht mal sich selbst gegenüber, eingestanden hat. Meist sind es ja die Männer, die ihren Partnerinnen vorschlagen, mal diverse Spielchen auszuprobieren. Und ebenso normalerweise weisen das die Frauen von sich."

„Das weiß ich."

„Eben. Jetzt stell dir vor, plötzlich kommt die Frau und schlägt von sich aus so was vor. Am besten, indem sie in neu erworbenen erotischen Dessous vor ihm steht."

„Verstehe."

„Und dann nimmt sie ihn – bildlich gesprochen, aber auch konkret – beim Schwanz und macht ihn mit der Achterbahn bekannt, oder wenn du es neudeutsch benennen willst, mit tease & denial. Du kannst sichergehen, dass er davon mehr will. Zumindest, wenn er ein normaler Mann ist."

„Und wenn er ein Macho ist?"

„Nun, ausgewiesene Machos lassen wir mal außen vor. Aber glaub mir, von denen gibt es viel weniger, als du denkst."

„Das mag sein." Ich wurde nachdenklich.

„Wenn die Frau den Mut hat, ihre weibliche Macht – im positiven Sinn – einzusetzen, dann werden Dinge möglich, an die sie vorher nie gedacht hätte. Und der Mann frisst ihr aus der Hand. Heißt es nicht: *Ist die Frau glücklich, ist der Mann glücklich?*"

„Das ja." Ich musste lachen. „Dann liegt auch das eigentlich in der Hand der Frau. In diesem Fall wendet sie es bewusst von sich aus an, in Fällen wie unserem zeigen die Männer den Frauen den möglichen Weg."

„So könnte man sagen."

„Na, dann werde ich die Sache jetzt mal in die Hand nehmen."

„Oh ja!" Rolf zog hoffnungsvoll die Augenbrauen hoch.

„Der Sub wird jetzt seiner Herrin den Kaffee ans Bett bringen."

Rolf seufzte theatralisch und schwang sich aus dem Bett.

„Wie die Herrin wünscht", murmelte er und machte sich auf zur Küche. Ich drehte mich noch einmal genüsslich um und hielt eine kleine Ansprache an meine Geschlechtsgenossinnen: „Mädels, denkt nach! Es gibt viel mehr Möglichkeiten für gute Beziehungen, als ihr glaubt, ihr müsst euch nur trauen!

Kurz darauf saßen wir im Bett, jonglierten Frühstückstabletts auf den Knien und bissen genüsslich in die sonntäglichen Köstlichkeiten. Rolf liebte Vollkornbrötchen, ich zog Croissants vor.

„Also", begann ich und schluckte den letzten Bissen meines Croissants hinunter. „Eins beschäftigt mich da aber doch noch."

Rolf schaute mich grinsend an. „Dein Gehirn möcht ich mal haben. Das feuert ja fast pausenlos."

Ich warf ihm einen vernichtenden Blick zu. „Ich bin eine Frau, mein Lieber!"

„Sag bloß! Darauf wär ich von alleine nicht gekommen."

„Jetzt sei mal ernst, du Eumel!"

Er wurde ernst. „Ich höre."

„Wenn eine Frau beschließt, ihren Mann, wie eben besprochen, auf die Spur zu bringen, ist das ja eigentlich eine Art Manipulation. So was ist doch nicht wirklich anständig."

Rolf starrte mit dem Blick in die Luft, den er immer einschaltete, wenn er nachdachte. Schließlich wandte er sich mir wieder zu. „Mal davon abgesehen, dass wir alle mehr oder weniger manipulieren, bewusst oder unbewusst, sind die Beweggründe für unser Handeln ja sehr wesentlich."

„Hm!"

„Angenommen die gedachte Frau hat die Absicht, mit Hilfe verschiedener Mittel ihren Mann in eine Richtung zu manipulieren, in die er eigentlich gar nicht will, um zum Beispiel ein linkes Machtspiel zu spielen, dann ist das verwerflich."

„Richtig." Ich sagte das mit Nachdruck und Rolf lächelte.

„Jetzt sieht sie jedoch, dass die Beziehung kränkelt, lahmt oder langweilig wird und sie sucht nach einem Weg, das zu verändern, damit es beiden besser gehen kann. Auf dieser Suche stößt sie auf das Thema FLR und es elektrisiert sie. Sie kann ihren Partner einschätzen und weiß, ob sie es wagen kann, einen Versuch in diese Richtung zu machen. Wobei es da zu differenzieren gilt." Hier warf ich ein: „Ich glaube, ich weiß, was du meinst. Ich versuche das mal."

„Wie der Herrin beliebt", sagte Rolf mit einem neckenden Unterton.

„Was würdest du sagen, wie viele Männer schon in einer FLR leben?"

„In Deutschland? Geschätzt maximal fünf bis zehn Prozent."

„Okay! Und wenn du die potenziellen zukünftigen männlichen FLR-Partner dazunimmst?"

„Gefühlt fünfundzwanzig bis dreißig Prozent." Rolfs Augen funkelten. Das Spiel machte ihm Spaß.

„Und jetzt sag mir, von wie vielen Männern wir sprechen, die grundsätzlich Lust an solchen Spielen hätten."

„Nun, ich gehe von mindestens sechzig Prozent aus. Eher mehr."

„Wow!"

„Ja, wow!", sagte Rolf und schob das leer gegessene Tablett von den Knien. „Und wenn wir das Spiel jetzt ergänzen würden mit den entsprechenden Zahlen zu den Frauen, dann könnten wir das Ungleichgewicht sehen."

Ich ließ mir alles noch einmal durch den Kopf gehen.

„Zurück zur FLR", fuhr ich schließlich fort. „Wenn diese Frau nun aktiv wird, um die Beziehung lebendiger zu machen, verwendet sie natürlich Mittel, von denen sie annehmen kann, dass der Mann Spaß dran hat. Das ist legitim."

„Natürlich ist es das."

„Und wenn sie das in der Hoffnung tut, dass dies in eine FLR münden könnte, dann ist das auch okay."

„Richtig."

„Eigentlich kann sie ja dasselbe machen, wie du damals."

„Auch das. Allerdings ist dazu etwas Wichtiges vonnöten."

„Ich weiß. Kommunikation."

„Ja, sie muss es kommunizieren."

Ich begann zu lächeln. „Eigentlich ist es ja auch wieder ganz einfach."

Rolf ermunterte mich mit einem Kopfnicken, weiterzureden.

„So lange sie es im Bewusstsein der Caring Domination tut und dabei das *Wir* sieht und nicht alleine nur sich, dann ist das ein wunderbarer Weg."

„Wenn sie …?"

„Wenn sie den Mut hat, sich mit den unterdrückten sexuellen Anteilen in sich selbst anzufreunden."

„Das ist es."

„Na ja", korrigierte ich mich und zog die Augenbrauen hoch, „so einfach ist das dann auch wieder nicht."

Rolf lachte, griff nach mir, warf mich auf den Rücken und kniete sich über mich.

„Das hat auch keiner behauptet. Aber es ist ein Weg, der sich lohnt."

„Weißt du, was sich gleich lohnt, wenn du nicht sofort von mir runtergehst?", keuchte ich und versuchte mich unter ihm hervorzuwinden. Er schielte zur Wand, an der die Neunschwänzige hing und krabbelte zur Seite.

„Lieber nicht", sagte er gespielt ängstlich, „das würde mein voller Magen nicht vertragen."

„An den habe ich auch weniger gedacht, du Honk."

Lachend machte er sich in Richtung Bad davon, nahm allerdings die Tabletts mit, wie es sich für einen gehorsamen Diener auch gehörte.

Wär ja noch schöner gewesen.

Kapitel 15

Brennnesseln und Windeln

Es war ein freundlicher Frühlingssonnensonntag, und es zog uns in die Natur. Ich war gut aufgelegt und in der Stimmung für Kapriolen. Rolf dagegen war eher leicht knaddelig, ein Zustand, der mir Herrinnen-Mangel signalisierte, meist noch, ehe er sich dessen selbst bewusst war. Das gab mir die Möglichkeit, unverhofft zuzuschlagen, was ich besonders liebte.

Ohne Rolfs Wissen steckte ich ein, was ich für meine Aktion brauchte. Session war in diesem Zusammenhang nicht das richtige Wort.

Wie meist führte uns unser Weg auf die Schwäbische Alb. Es war wunderschön dort und das Material für meinen Anschlag war mit Sicherheit an jeder Böschung zu finden.

Wir wanderten gemütlich Hand in Hand, und ich genoss das wie immer. Es bewies eine besondere Vertrautheit und wenn ich andere Paare sah, die ebenso unterwegs waren, freute ich mich jedes Mal.

Irgendwann geschah, was ich erwartet hatte. Rolf ließ meine Hand los und wandte sich mit den Worten: „Moment, ich muss mal für kleine Jungs" einem nahen Gebüsch zu.

„Stopp, mein Lieber!"

Irritiert drehte er sich zu mir um. „Ja?"

„Ich hätte da noch was für dich." Mit diesen Worten zog ich eine Erwachsenen-Pampers aus der Tasche. Rolf riss die Augen auf.

„Was soll ich denn damit?"

„Erst die Nase abputzen, dann den Schweiß abwischen. Oder was denkst du?"

„Ich hab noch nie so was angehabt. Nicht mal als Baby."

Ich musste lachen. „Das glaub ich dir. Als du die Windeln gefüllt hast, gab es solche Dinger noch nicht. Und glücklicherweise bist du auch noch nicht alt genug dafür, so etwas wieder zu brauchen."

„Na also. Weshalb dann?"

„Nun, ziemt es sich, Entscheidungen der Herrin in Frage zu stellen?"

Jetzt begann er zu verstehen und schaltete in den Sub-Modus.

„Nein, Herrin, es ziemt sich nicht. Was verfügt die Herrin über mich?"

„Brav, mein Lieber, warum nicht gleich so. Du wirst jetzt Brennnesseln ernten gehen. Zwei ansehnliche Zweiglein genügen."

„Mit bloßer Hand?"

„Was denn sonst. Wenn du sie an den Stängeln greifst und dabei fest zudrückst, dann tut es nicht mal weh."

Rolfs Augen begannen zu funkeln. „Wie die Herrin befiehlt." Er ging zur Böschung und griff in die jungen Brennnesseln. Nach dem ersten Zweig bat ein Seitenblick um ein *Genug*, das jedoch nicht kam. Seufzend pflückte er einen weiteren.

„Das genügt, mein Diener, komm her."

Gehorsam zeigte mir Rolf seine Ausbeute. So ganz ohne Missgeschick war die Aktion nicht geblieben, was die roten Pusteln an seinen Händen zeigten. Dennoch spürte ich Rolfs Anspannung, die nicht Angst verriet, sondern die bekannte erotische Aufregung. Das war eine Session, wenn auch der besonderen Art, so viel war ihm inzwischen klar geworden. Ich nahm die Windel erneut aus der Tasche und faltete sie auseinander.

„Leg das Gemüse hinein", forderte ich.

Rolf entwischte ein halb entsetztes, halb entzücktes Keuchen.

„Ne, oder?", versicherte er sich vorsichtshalber.

„Natürlich, was sonst. Mach schon hinne."

Gehorsam packte Rolf das Kraut mitten auf den Teil der Windel, der den empfindlichsten Teil seines Körpers bedecken würde. Mit einem Seufzer nahm er die ungewohnte Hülle und verschwand im Gebüsch. Glücklicherweise war es dicht genug, denn plötzlich bog ein älteres Paar um die Ecke. Ich grüßte freundlich, und die beiden blieben stehen.

„Hallo, ist es nicht herrlich heute?", begann der Mann ein Gespräch.

„Wunderschön", bestätigte ich, als plötzlich eine Stimme aus dem Gebüsch ertönte: „Scheiße! Oh verflixte Oberscheiße!"

Erschrocken zuckten die beiden zusammen.

„Mein Mann", erklärte ich, „er musste mal. Wahrscheinlich hat er sich gestoßen."

„Aha", meinte die Frau lahm, „dann gehen wir mal weiter. Tschüss."

„Himmeldonnerwetter noch mal, aua!" Mit diesen Worten brach Rolf aus dem Gesträuch hervor, und das Paar begann fast zu rennen.

„Gibt es ein Problem, mein Schatz?", fragte ich scheinheilig und beobachtete amüsiert, wie vorsichtig er seine Schritte setzte. Würde ich unverhofft jemandem begegnen, der so liefe, würde ich denken, er hätte die Toilette nicht rechtzeitig erwischt.

„Haha! Überhaupt nicht, außer dass mein Arsch in Flammen steht und ich sogar Angst habe, zu furzen, weil das da hinten Unruhe verursachen könnte."

Ich konnte nicht mehr und brach in Lachen aus. „Dann solltest du das Furzen tunlichst unterlassen. So was macht man ja in einem Lokal auch nicht."

Rolf keuchte entsetzt. „Lokal? Du willst mich in ein Lokal schleppen? Das ist doch hoffentlich ein Imbiss mit Stehtischen."

„Nein, mein Schatz, es ist ein hübsches, gemütliches Sitzlokal, wo wir Kaffee und Kuchen genießen werden. Außerdem solltest du dich jetzt mal darauf besinnen, dass du mein Sub bist, der die Anweisungen seiner Herrin klaglos zu erfüllen und ihr in jedem Fall dankbar zu sein hat."

„Zu Befehl", murmelte er und hoffte wohl, dass ich seine verbissene Miene nicht zur Kenntnis nahm. Tat ich aber doch.

„Und?"

„Ich danke der Herrin für ihre Fürsorge."

Wir setzten uns in Bewegung, und ich hatte das Gefühl, dass Rolf sich gerne auf mich gestützt hätte, was ich allerdings tunlichst übersah. Dennoch ging er aufrecht, wenn auch vorsichtig. Ich wusste, dass er im Grunde begeistert war. Eine heimliche Fantasie hatte sich gerade verwirklicht, und wenn die Flammen in der Windel langsam nachließen, würde anderswo der Raum knapp werden.

Bei Anblick des Wanderlokals, auf welches wir zusteuerten, hörte ich einen tiefen Seufzer.

„Muss ich mich dort wirklich hinsetzen? Ich hab mich so schön eingelaufen, und es brennt nur noch wenig. Wenn ich mich jetzt setze ...“ Beim Blick in mein Gesicht verstummte er.

„Wie die Herrin befiehlt“, murmelte er, aber ich nahm das Funkeln in seinen Augen wohl wahr.

Das Lokal war ziemlich voll, und wir mussten uns an einen langen Tisch setzen, an dem schon andere Leute saßen. Als Rolf sich äußerst vorsichtig auf seinem Stuhl niederließ, begleiteten mitleidige Blicke diese Aktion. Ein beleibter Mittvierziger beugte sich zu ihm herüber und fragte anteilnehmend: „Na, Rücken, was? Das ist wirklich ätzend.“

„Ja, das ist es“, antwortete Rolf, „sehr ätzend.“ Er vermied meinen Blick.

„Und was tun Sie dagegen?“

„Packungen“, sprang ich hilfreich ein, „Kräuterpackungen. Und Einreibungen mit frischem Brennnesselsaft.“

Rolf wurde puterrot. Vermutlich fürchtete er, man könnte sich für die konkrete Anwendungsform interessieren.

„Ja, brennt das denn nicht?“

„Doch, natürlich, aber das genau ist es ja. Schlecht

muss schlecht vertreiben, nicht wahr?" Ich lehnte mich hoheitsvoll zurück und befahl: „Bringst du mir einen Milchkaffee, Schatz und einen Obstkuchen? Hier ist nämlich Selbstbedienung. Du darfst dir auch einen Sandkuchen holen und ein Glas Cola."

Entgeistertes Schweigen machte sich am Tisch breit. Rolf erhob sich mit hochrotem Gesicht und ging wie auf rohen Eiern zum Ausschank. Wenn ich nicht gewusst hätte, dass er innerlich erregt war und vielleicht sogar, trotz Brennnesseln, einen Ständer hatte, hätte ich mich wahrscheinlich verlegen gefühlt. So prallten die Blicke von mir ab. Als ich Rolf mit einem Tablett nahen sah, wandte ich mich den empörten Tischgenossen zu: „Er hatte den Norovirus. Ganz scheußliche Sache. Heut darf er zum ersten Mal wieder etwas Vernünftiges essen."

Rolf beobachtete verwundert, wie die vier Gäste bei seinem Anblick hastig aufstanden und das Weite suchten.

„Gute Besserung", rief der dicke Mann ihm noch beim Abschied zu.

„Was ist denn in die gefahren?", fragte Rolf verwundert und schaute mich misstrauisch an. „Hast du dabei die Finger im Spiel?"

„Ich? Wieso denn. Sie sind vor dem Norovirus geflohen."

„Norovirus? Wieso, wer hat den?"

„Du hattest den."

„Ich? Wann denn? Ich hab gar nichts gemerkt."

„Ich auch nicht. Aber sie haben sich gefragt, warum du Armer nur einen furztrockenen Sandkuchen und eine popelige Cola bekommst. Da musste ich sie doch aufklären, nicht wahr?"

Rolf begann so zu lachen, dass ihm fast das Tablett aus den Händen gerutscht wäre. Schnell stellte er es ab und setzte sich vorsichtig. Der Milchkaffee schmeckte gut, und der Zwetschgenkuchen zerging auf der Zunge.

Rolf nippte an der Cola, verzog das Gesicht und begann den Marmorkuchen zu zerbröseln. Er mochte beides nicht. Er betrachtete mich liebevoll und lächelte.

„Womit hab ich bloß eine Frau wie dich verdient?"

„Dann siehst du also ein, was für ein Glücksfall ich bin?"

„Absolut! Aber heute ganz besonders."

„Gut, mein Lieber, dann darfst du jetzt auf die Toilette gehen und dich von dem Grünzeug befreien." Dankbar stand er auf und verschwand im Untergeschoss.

Als er wiederkam, waren, wie von Geisterhand, die Rückenschmerzen verschwunden, vom Norovirus ganz zu schweigen.

„Na, du bist ja schnell gesundet", scherzte ich.

„Packungen", sagte er ernst, „Kräuterpackungen. Und Einreibungen mit frischem Brennnesselsaft."

An diesem Abend war Rolf, wie immer nach Sessions, besonders zärtlich. Irgendwann begann ich zu lachen.

„Was ist?", fragte Rolf, entspannt und schon ganz schläfrig.

„Ach, weißt du, ich hab noch nie mit einem rotärschigen Pavian gevögelt."

Rolf war plötzlich hellwach und wieherte.

„Und", fuhr ich fort, „dein Gemächt hatte heute eine

wirklich harte Zeit." Das Gewieher steigerte sich, und ich hatte Mühe, Rolfs Antwort zu verstehen: „Na, ich würde mal sagen, dass mein Schwanz harte Zeiten absolut bevorzugt."

Bevor wir schließlich ins Traumland abdrifteten, streifte mich ein letzter Gedanke: Was hatte uns eigentlich mehr erschöpft: Das Liebesspiel zuvor oder das Lachen, und die Antwort war einfach: Egal!

⟨Intermezzo⟩

Unbehagen

Irgendwas war nicht richtig. Es betraf nicht den Alltag, den Normaloanteil unserer Ehe. Das lief besser als je gedacht.

Es war eher ein unterschwelliges Unbehagen, das ich nicht präzisieren konnte. Es hatte etwas zu tun mit Rolf auf Herrinnen-Entzug.

Er wurde in solchen Fällen knaddelig und unleidig, meist merkte er das selbst nicht. So was kannte ich jedoch auch von mir. Manchmal fühlte ich mich unwohl und wusste nicht, warum. Dann konnte ich sehr grantig werden, bis ich draufkam, was mich so störte.

Im Prinzip war dieses momentane Unbehagen genau so etwas, aber es hatte nicht primär mit mir zu tun, sondern mit ihm.

Es dauerte eine Weile, bis mir klar wurde, was es war, und ich war erst mal geplättet.

Dann ging ich ins Internet und suchte auf einschlägigen Foren danach, und plötzlich hatte ich sogar einen Begriff dafür:

Kapitel 16

Topping from the bottom

Es war ein sehr arbeitsintensiver Tag. Rolf rödelte im Büro herum, ich saß dabei und schlug mich mit Kontoauszügen, Rechnungen und Anträgen herum.

Heute war einer dieser *überall-ist-der-Wurm-drin-Tage*. Ich stieß zum wiederholten Mal auf eine Fehlbuchung, vermisste Nachweise und ertappte Rolf dabei, dass er diverse Papiere falsch eingeordnet hatte. Ständig musste ich nachfragen und war reichlich genervt.

Irgendwann reagierte Rolf angefressen und ich konterte ärgerlich. Dies war äußerst selten bei uns und zeugte von momentaner Überforderung. Aber wie so oft hatte das nur sekundär mit der aktuellen Situation zu tun.

Ich war alles andere als im Herrinnen-Modus, aber irgendwann dachte ich: *Junge, jetzt würde ich dir am liebsten eine knallen.* Und da machte es plötzlich Klick!

Ich ließ Büro Büro sein und holte die Neunschwänzige, die sich zu meinem Lieblingsinstrument entwickelt hatte. Damit stieg ich wieder ins Büro hinab und befahl mit stählerner Stimme:

„Rolf, hierher!"

Für einen Moment wurde es ganz still. Dann hörte ich ein erfreut Angespanntes: „Ja?" Rolf erschien in der Bürotür, sehr bemüht, möglichst normal zu schauen, aber seine Augen verrieten ihn.

„Ins Gästezimmer, sofort!"

Rolf beeilte sich, dem Befehl nachzukommen.

„Hose runter! Auf alle viere!" Bei diesem Befehl kriegte ich wie immer eine Gänsehaut. Es war noch immer nicht selbstverständlich für mich, das zu tun, wobei es mir, ich gestehe es, zunehmend selbst Spaß machte. Und wie immer erfreute mich der Anblick dieses prallen Hinterteils und der dazugehörigen Kronjuwelen, und bevor ich in Aktion trat, genoss ich den Anblick ausgiebig.

Und dann schlug ich zu ...

Danach flutschte im Büro die Zusammenarbeit auf wundersame Weise. Einerseits fand ich das wunderbar, andererseits regte sich eine kleine Stimme in mir: *Wieso geht es nicht ohne?* und: *Ist das denn normal?*

Der Alltag hatte uns wie alle Leute im Griff. Wenn es um Einkauf, Jäten im Garten, Büroarbeit und Flicken ging (Letzteres blieb fest in meiner Hand, weil Rolf das einfach nicht konnte), war ich weit von Herrin entfernt.

Selbst wenn ich sah, dass Rolf darbte und unter Herrin-Entzug stand, beachtete ich das nicht. Es war mir schlicht und einfach zu anstrengend. Und was mir auch überhaupt nicht lag, waren ritualisierte Freitagabende und dergleichen, die Sessions vorbehalten blieben. Für mich ein absoluter Lustkiller.

Ich war spontan, brauchte das Überraschende und

liebte Szenen und Sessions, in denen ich meiner Fantasie die Regie überlassen konnte. Dass Rolf eine klare Ansage brauchte, wie ja Männer überhaupt, das war in Ordnung. Dass ich damit so meine Schwierigkeiten hatte, weil ich eben – Männer kommen bekanntlich vom Mars, Frauen von der Venus – als sehr feinfühlige und intuitive Person oft gar nicht verstand, weshalb man dies oder jenes denn nicht SPÜREN konnte und extra verbalisieren sollte, lag in der Natur der Sache.

Dadurch, dass wir uns einmal wöchentlich zum Zwiegespräch trafen, kommunizierten wir das regelmäßig und konnten jeweils nachjustieren. Man nannte es nicht umsonst BeziehungsArbeit. Es war eins der anstrengenderen Kapitel unserer Beziehung.

Davon abgesehen, blieb jedoch ein kleiner Unwille darüber bestehen, dass Rolf mir immer wieder mehr oder weniger deutlich zu verstehen gab, dass er mit größeren Herrin-Pausen nicht gut klar kam.

Je mehr er so was signalisierte, desto bockiger fühlte ich mich. Wieso bedrängte er mich so? Ich spürte, dass es ihm nicht darum ging, mir mehr Herrin abzutrotzen. Das war nur ein Teil davon.

Ich fühlte, dass es einen tiefer sitzenden Grund gab, aber ich konnte ihn nicht benennen.

Am Tag nach unserer Bürosession geschah etwas, das dieses unbenennbare Gefühl bestätigte und mich darin bestärkte, der Sache mal nachdrücklich auf den Grund zu gehen.

Auf meinem Schreibtisch lag ein langer Brief, überschrieben mit:

Heißgeliebte, hochverehrte Herrin Lilith,

Rolf selbst war unterwegs, sodass ich mich der Epistel
in Ruhe widmen konnte.

Ich begann mit einem lauten Seufzer, dann las ich:

Euer untertänigster Diener erlaubt sich
(was erlaubte er sich?), *seiner Herrin einige*
Vorschläge zu machen.

Es folgte eine Liste, die aufzählte, was für neckische
Spielchen, Bestrafungen und Sessions sich der Sub
vorstellen konnte.

Sehr subtil waren Sätze wie:

Euer Sub bittet um eine strenge und konse-
quente Durchführung der Handlungen zu
seiner Erziehung, was gerne auch im Ton
und der Haltung hör- und spürbar werden
kann.

Oder:

Ob und wie Ihr, geliebte Herrin, diese An-
regungen aufnehmt, bleibt ganz Eures.

Das war alles sehr aufrichtig gemeint, das wusste ich.
Vor allem der letzte Satz. Aber Rolf spürte nicht, dass

ich mich schon einfach dadurch, dass ein solcher Brief auftauchte, bedrängt fühlte. Er wollte mich nicht bedrängen, auch das wusste ich, aber er tat es. *Warum?*

Da entschloss ich mich dazu, Marga zu fragen. Ihre ruhige und durchdachte Art kam mir am meisten entgegen. Ein Glück, dass jede von uns extra eine sichere Mailadresse eingerichtet hatte und wir diese ausgetauscht hatten.

Von: L.v.L@posteo.de
An: Marga.Noname@gmx.net
Betreff: topping from the bottom

Hi, Marga,
aus aktuellem Anlass bin ich über das Thema topping from the bottom *gestolpert. Ich habe das Gefühl, dass es in Sachen FLR wichtig ist, sich darüber klar zu werden. Drum frage ich dich direkt. Euch ist das wahrscheinlich nicht neu, und ich will die Stammtischzeit nicht dafür benutzen.*
Ich weiß aus dem Netz, dass es grundsätzlich darum geht, dass der devote Partner den dominanten indirekt subtil manipuliert, um zu kriegen, was er will.
Irgendwie passiert genau so was bei uns. Ich weiß aber nicht, warum. Kannst du das erklären?
LG
Lilith

Von: Marga.Noname@gmx.net
An: L.v.L@posteo.de
Betreff: topping from the bottom

Hi, Lilith,
die Antwort auf diese Frage ist nicht leicht. Lass es mich mit einem Bild erklären:

Da sind zwei, die ein gemeinsames Interesse haben, aber auf den entgegengesetzten Seiten der Wippe sitzen.

Sie wollen beide das Vergnügen des Wippens voll auskosten, dazu braucht es aber die Ausgewogenheit der tragenden Mitte.

Meist ist es ja so, dass die Ladys von diesem Vergnügen erst mal nichts oder nicht viel wissen. Sub aber weiß darum. Manchmal hat er schon gewippt, manchmal malt er sich aus, wie es wäre oder man es optimieren könnte. Anfangs lässt sich Lady erzählen, wie toll das Wippen wäre, und sie begibt sich mal probehalber aufs Brett. Normalerweise geht sie das Ganze vorsichtig an, probiert erst mal und testet, wie sich das für sie anfühlt. Logischerweise geht Sub ab durch die Decke, denn er hat ja ENDLICH eine Lady gefunden, die bereit ist, sich wenigstens mal auf die Wippe zu begeben. Er hat sich, wer weiß wie lange schon, mit der Materie beschäftigt; für sie ist es in der Regel mehr oder weniger neu. Im Kopfkino hat er schon alle möglichen Höhenflüge aus-

probiert, (von denen die meisten so in der Realität gar nicht gehen, aber woher soll er das wissen? Kopfkino eben!) Jetzt!, *denkt er. Und die Lady bremst – logischerweise – erst mal.*

Er stößt sich ab, sie macht sich eher schwer. So ein bisschen, erst mal, denkt sie, und wünscht sich step by step. Wiederum logischerweise beginnt nun Sub sub!!!til ☺ *der Lady die Vorzüge wippigen Fliegens unterzujubeln. Indirekt und in geheimnisvollen Umschreibungen, um sie nicht zu erschrecken.*

Er will ja nicht, dass sie abspringt.

Sie sitzt da und fühlt sich, meist unbewusst, gedrängt.

Druck erzeugt Gegendruck.

Wenn diese Sache mit solchem Druck verbunden ist, *denkt sie*, dann muss ich sehr vorsichtig sein, *und sie geht – selbst das oft unbewusst – in den Verweigerungsmodus.*

Das wiederum erzeugt bei ihm die Angst: „Hilfe, ich habs ja gewusst. Sie will gar nicht oder will gar abspringen."

Also strengt er sich noch mehr an ... usw. ... usw. ...

Ein Teufelskreis.

Der kurzen Rede langer Sinn: Der einzige Weg da heraus ist, dass Sub lernt zu vertrauen, Lady ihr Tempo und ihren Weg zu lassen und zu wissen: Meine Lady macht

das so, wie es ihr gut bekommt und ge-
fällt. Wenn ich sie als Lady ehre, mich ihr
BEDINGUNGSLOS anvertraue, dann wird
es richtig.

Vielleicht fliegen wir nicht gerade in den
Himmel – wenn das meiner Lady zu hoch
ist – aber darüber muss ich mir keinen Kopf
machen, denn meine Lady ist das Maß aller
Dinge.

Und wenn meine Lady nur bis zum nächs-
ten Hausdach fliegen will und damit glück-
lich ist, dann ist das für mich das Glück auf
Erden, denn sie ist ja glücklich.

Sprich: Weg vom eigenen Kopfkino (kann
man ja haben, aber nicht Lady aufs Auge
drücken!) und ganz hin zur Lady.

Und wenn Sub das gelingt – keiner hat
gesagt, es wäre leicht – dann ist die beste
Voraussetzung geschaffen, dass es gut wer-
den kann.

Nicht jetzt aber daran wieder die Hoffnung
knüpfen: Wenn ich das schaffe, ja dann …!
Da gerät man wieder in den gleichen Kreis.

Als mein Mann damit durch war, kamen
von meiner Seite plötzlich Sachen, die er
sich im Traum nie gedacht hätte, die aber
kommen konnten, weil ich meinen Freiraum
bekam. Und es war teilweise um Klassen bes-
ser, als er es sich hätte ausdenken können.

Fazit: Es ist eigentlich unnötig, im Detail

darzulegen, was es im Einzelnen ist und woran man merkt, ob von unten getoppt wird. Das ist dann der Fall, wenn Sub frustriert ist, weil es nicht so läuft, wie erträumt und die Lady das Gefühl hat, in eine Richtung gedrängt zu werden, in die sie gerade oder generell nicht will.

Daraus resultiert das Gefühl, nie zur Ruhe kommen zu können und auch – vor allem – es sei so anstrengend.

Im Prinzip müsste es – im Idealfall – so sein, dass es dem Sub völlig genügt, die Wünsche seiner Lady zu erfüllen, egal, was kommt oder nicht.

Das wiederum macht ihr Laune, auch mit ihrem Sub zu spielen und auch mal den Wupp-Flug in den Himmel zu wagen, denn sie weiß ja jetzt: Er wird nie etwas von mir wollen, was mir schadet.

Denn: Druck erzeugt Verweigerung, Vertrauen erzeugt Vertrauen.
LG
Marga

Von: L.v.L@posteo.de
An: Marga.Noname@gmx.net
Betreff: Re: topping from the bottom

Mein Güte, Marga,
das ist ja ein Roman! Ich danke dir von

167

Herzen. Und das Bild ist sehr einprägsam. Damit kann ich wirklich etwas verbinden.

Und ich verstehe jetzt auch, woher mein Missbehagen kommt. Ich fühle mich ständig im Zugzwang, weil Rolf mir immer wieder unterschwellig zu verstehen gibt, dass er mehr Herrin will, und je mehr er das tut, je weniger Lust habe ich. Und das ist durchaus mehrschichtig. Ich kenne mich gut, würde ich mal behaupten, und die Stelle, an der das andocken kann, ist die Gutes-Mädchen-Erziehung: Wenn ich brav tue, was ich soll, dann mag man mich. Was für eine Scheiße ist das denn?
LG
Lilith

Von: Marga.Noname@gmx.net
An: L.v.L@posteo.de
Betreff: Re: Re: topping from the bottom

Ach, Lilith,
das ist ganz einfach ein Teil dessen, was uns unsere Eltern durch die Erziehung in unseren Lebensrucksack gepackt haben. Das geht allen so. Wichtig ist, dass man es erkennt, und lernt, damit konstruktiv umzugehen.
LG
Marga

Von: Marga.Noname@gmx.net
An: L.v.L@posteo.de
Betreff: Re: Re: Re: topping from the bottom

Hi, Marga,
das ist richtig. Und wenn man es richtig ver-
steht, kann man es sogar als Sprungbrett in
eine neue Haltung verstehen.
*   Aber jetzt doch noch ne Frage: Gibt es die*
Möglichkeit, das auch von Rolfs Seite her zu
verstehen? Rolf ist sich all dessen noch nicht
in dieser Weise bewusst. Vielleicht hilft es,
wenn ich einen kleinen Einblick in seine
Seele bekomme?
LG
Lilith

Von: Marga.Noname@gmx.net
An: L.v.L@posteo.de
Betreff: Re: Re: Re: Re: topping from the
bottom

Lass mir ein bisschen Zeit. Ich hab da eine
Idee. Küsschen!

Drei Tage später fand der Mailaustausch eine Fortsetzung, an die ich niemals gedacht hätte:

Von: Marga.Noname@gmx.net
An: L.v.L@posteo.de
Betreff: topping from the bottom – Lady Margas Sub antwortet

Verehrte Lady Lilith,
im Auftrag meiner hochverehrten, geliebten Herrin Marga antworte ich auf Eure Frage.
Meine Herrin gewährte mir vollen Einblick in den bisherigen Austausch mit Euch, was auch mir manches bewusst gemacht hat.
Aus der Sicht des untertänigsten Dieners stellt sich die Lage folgendermaßen dar:

Im Allgemeinen weiß der Sub als erwachsener Mann, was er braucht. Wenn seine Lady ihm das, was er braucht, nicht geben kann, kommt irgendwann der Frust, weil er sich nicht entfalten kann. Topping from the bottom wird dann fast zwangsläufig. Denn er weiß, dass er es braucht, sich unterordnen zu können.
Und vor allem braucht er dieses:
» Regeln, die ihm die Richtung zeigen.
» Strafen, die ihm bewusst machen, wo er daneben war.
» Vertrauen in die Begleitung und Führung.

» Das Gefühl, sich ihrer Dominanz hinzugeben und die Lust, die sie ihm dadurch schenkt.

Der Punkt ist: Die Herrin muss führen, sonst wird es nie eine weiblich geführte Beziehung.

Das alles ist für die Lady nicht einfach, das weiß auch der Sub. Möglicherweise stellt er sich das aber auch einfacher vor, als es tatsächlich ist.

Immer aber muss ein gewisser Grad an Übereinstimmung gegeben sein, sonst kann es auf Dauer nicht funktionieren.

So viel dazu von mir.

Ich hoffe, ich konnte Euch ein wenig helfen.

Ergebene Grüße von Lady Margas Sub

Von: L.v.L@posteo.de
An: Marga.Noname@gmx.net
Betreff: Post von Lady Margas Sub

Liebe Marga,
das war eine Überraschung. Richte deinem Mann aus, dass ich ihm sehr dankbar bin. Seine Ausführungen waren sehr hilfreich.

Auch dir noch mal Danke!

Ich freu mich auf den nächsten Stammtisch.

Küsschen Lilith

Jetzt wusste ich es. Und es war noch komplizierter, als ich gedacht hätte. Andererseits wieder viel einfacher.

Allerdings erhob sich nun die Frage: *Wie sag ichs meinem Kinde*, sprich: *Wie komme ich nun mit Rolf in dieser Frage weiter?*

Intermezzo 👑

Der Kick

Wir waren auf der Schwäbischen Alb unterwegs. Am Wegrand standen ganze Brennesselwälder.

„Schau mal, was für hübsches Gemüse hier wächst", neckte ich Rolf.

Dieser ging auf das Geplänkel ein: „Ich hoffe, dass die Lady nicht an eine gewisse Zweckentfremdung denkt."

„Ooch, na ja …", blieb ich vage und grinste. „Bei der Gelegenheit fällt mir etwas ein", fuhr ich fort.

Rolf runzelte die Stirn. „Ja?", fragte er vorsichtig.

„Nicht was du jetzt denkst", beruhigte ich ihn, „nein, etwas ganz anderes."

„Schieß los."

„Beim letzten Stammtisch kamen wir auf das Thema *Outdoor-Sessions*. Wir tauschten unsere Erfahrungen aus, ich brachte zum Beispiel die Brennnessel-Session, aber Kim hatte Schwierigkeiten damit."

„Inwiefern?"

„Sie meinte, das sei doch demütigend und hätte nichts mit Caring zu tun. So was tue doch schrecklich weh, und sie verstehe nicht, was dabei der Kick sei."

„Und? Wie hast du sie vom Gegenteil überzeugt?"

„Gar nicht. Das Thema hat mich kalt erwischt, und ich konnte ihr nicht genau erklären, warum das keine Demütigung ist. Den anderen ist es auch nicht gelungen."

„Und jetzt möchtest du wissen, wie es für mich ist?" Rolfs Lachfältchen kräuselten sich.

„Na ja, du bist auf solche Aktionen doch besonders scharf. Und eigentlich müsstest du das beantworten können."

„Und wenn ich es nicht kann?"

Ich blieb stehen. „Hä? Das ist ein bisschen sonderbar.

Rolf lachte und legte den Arm um mich. „Witzle macht."

„Blödmann", grummelte ich. „Dann sag mal."

„Na, eigentlich ist es doch einfach: Der Kick daran ist, wie bei jeder Session, das erotische Machtspiel. Das Vorspiel sozusagen. Ob das dann schließlich auf Peitsche und Co. rausläuft oder auf Brennnesseln, ist letztlich nicht ausschlaggebend. Brennnesseln sind vor allem deshalb eine besonders reizvolle Variante, weil die Session in der Öffentlichkeit stattfindet und niemand etwas davon ahnt."

„Aha! Verstehe!"

„Also ist es doch nicht so schwer. Ich würde Kim beipflichten, wenn der erotische Teil fehlen würde. Dann wäre es demütigend. Aber so, wie es bei uns passiert, ist es sozusagen eine erotische Begegnung der besonderen Art. Siehdu?"

Lächelnd hakte ich Rolf unter. „Da sieht mans wieder mal: Es ist nicht immer das, wonach es aussieht."

Kapitel 17

Schweinereien

Diesmal freute ich mich sehr auf den Stammtisch. Ich war in einer ziemlich albernen Laune, als ich den Wilden Reiter betrat.

Es war ziemlich voll, doch unser Stammplatz war schon reserviert. Die drei Ladys winkten von Weitem, und als ich mich setzte, zwinkerte mir Marga verschwörerisch zu. Ich grinste zurück.

„Na, du scheinst ja bester Laune zu sein", sagte Karja, nachdem ich bestellt hatte.

„Ja, kann man sagen. Ich hab mich gerade über einen Witz beeumelt, den ich im Autoradio gehört habe. Er ist nicht ganz anständig."

Alle drei beugten sich interessiert vor:

„Au ja, erzähl. Wir mögen versaute Witze."

„Na, so versaut ist er auch wieder nicht. Eigentlich ist er süß."

„Schade", sagte Kim, „aber erzähl schon!"

Und so erzählte ich: „Ein altes Ehepaar beschließt, den fünfzigsten Hochzeitstag stilvoll zu begehen. Sie fahren in das kleine Alpendorf, in das sie vor langer Zeit die Hochzeitsreise geführt hat. Die einfache Pension gibt es tatsächlich noch und sogar ihr Zimmer von damals ist frei. Als sie sich am ersten Abend zu Bett begeben wollen, kniet sich die Frau vor das Bett ihres Mannes und schnäuzt sich kräftig in dessen Leintuch. Fassungslos fragt er: *Ja, aber Schatz, was tust du denn da?* Sie antwortet mit liebevollem Blick: *Liebling, vor fünfzig Jahren hast du meine Ehre gerettet, indem du dir in den Finger geschnitten hast. Heute rette ich deine Ehre.*"

Ich hatte Frauen noch nie so wiehernd lachen hören.

Schließlich keuchte Karja: „Meine Güte, was ein netter Witz. Aber versaut kann man den nicht nennen." Eine kurze Stille senkte sich zwischen uns.

Plötzlich sagte Kim: „Ladys, ich weiß was ganz Versautes."

Drei Augenpaare richteten sich erwartungsvoll auf sie.

„Du kommst mir vor wie ein Löwenzahn. – Wieso? – Na ja, einmal kurz geblasen und der ganze Samen ist weg!", sagte sie ganz unschuldig.

Ich verschluckte mich fast vor Lachen, und stellte plötzlich fest, dass es um uns her ganz still geworden war. Diverse Frauen neigten sich uns zu und warteten gespannt auf die Fortsetzung. Schließlich fuhr Marga fort: „Was ist Tierquälerei?"

Fragende Blicke.

„Einer Schlange Viagra zu geben."

Wenn man sich das vorstellte! Eigentlich sollte man allen Reisenden in Schlangengebieten empfehlen, Viagra mitzunehmen. Man konnte ja nicht wissen …

Vom Nebentisch erklang plötzlich die Stimme einer Frau: „Ich wüsste da noch einen." Schon der Satz löste Gelächter aus.

„Raus damit", kicherte Karja.

„Er: „Darf ich meinen Finger in deinen Bauchnabel stecken?" – Sie: „Das ist aber nicht mein Bauchnabel!" – Er: „Das ist ja auch nicht mein Finger!"

Wir applaudierten. Ein launiges Witzegeplänkel folgte, und als wir uns schließlich erschöpft vom Lachen zurücklehnten, folgte eine kleine Stille, in der wir uns erst mal wieder sammeln mussten.

In die Stille hinein fragte Marga: „Hattet ihr als Kinder auch solchen Spaß an Schweinkram?"

„Nur als Kinder?", konterte Kim.

Ich hätte nicht gedacht, dass sie eine solche Ulknudel sein konnte. „Ich war sehr interessiert an so was", begann ich. „Als ich einmal nach Hause kam und meine Mutter fragte, was denn ficken bedeute, erstarrte sie für Sekunden. Sie erklärte es mir zwar, aber ich dachte, sie würde mich verkohlen. Auf jeden Fall wusste ich ab da, dass es Wörter gibt, über die Erwachsene erschrecken, und die es wert sind, dass man sie sammelt. Ich war neun Jahre alt."

Kim beugte sich vor: „Ich hab auch gesammelt. Fotze war mein Lieblingswort. Ich hatte keine Ahnung, was es bedeutet, aber man konnte die Großen so herrlich damit ärgern."

Karja begann zu grinsen. „Ich hab was richtig Schlimmes gemacht."

„Ja?" Das kam unisono und wir mussten lachen.

„Ja! Ich war etwa sieben Jahre alt, das jüngste von drei Kindern, da fand ich eines Tages in der Nachttischschublade meines Vaters drei Packungen mit ganz dünnen farblosen Luftballons. Jeder war sorgfältig für sich eingepackt …" Karja unterbrach sich und wartete, bis wir aufhörten zu kichern, dann fuhr sie fort: „Ich war stinksauer, dass er so einen wunderbaren Schatz versteckte, anstatt mir etwas davon zu geben, denn ich liebte Luftballons über alles. Ich schlich mich ans Nähkästchen meiner Mutter und holte eine sehr dünne Nadel. Mit der stach ich ein winzigfeines Löchlein in jeden Ballon und freute mich an dem Gedanken, dass der Ballon meinem Vater um die Ohren fliegen würde, wenn er versuchte, ihn aufzublasen."

Wir lachten Tränen.

„Also", meinte Kim schließlich, „da muss ich froh sein, dass meine Kinder über das Alter schon raus sind. Noch mal bei Null anzufangen … nee. Lieber nicht."

„Und, Karja", fragte Marga, „hatte das Folgen?"

„Oh ja!" Karja lächelte versonnen, „sie heißen Paul und Pauline; meine heiß geliebten kleinen Geschwister."

Jetzt war es mit unserer Fassung aus. Ich wusste, dass ich am nächsten Tag Muskelkater im Bauch haben würde.

„Hast du irgendwann mal deine Urheberschaft gestanden?", fragte Kim schließlich.

„Ja! Bei der Silberhochzeit meiner Eltern. Es war eine sehr lustige Silberhochzeit. Die Zwillinge kamen hinterher zu mir und bedankten sich dafür, denn es war zweifelhaft, ob sie ohne das Luftballondesaster überhaupt geboren worden wären."

„Mädels, ich könnte noch ewig so sitzen", unterbrach Marga schließlich unsere launige Runde, „aber mein erster Klient kommt schon morgen um acht und ich muss in die Heia."

Sie erhob sich und umarmte uns der Reihe nach. Als

sie bei mir war, legte sie mir den Arm um den Hals und flüsterte mir ins Ohr: „Lass mich wissen, was sich bezüglich topping bei dir tut."

„Mache ich!"

Als Marga weg war, fragte ich: „Klienten? Was macht Marga denn?"

„Sie ist systemische Therapeutin", erklärte Kim.

Therapeutin! Nun wunderte mich nichts mehr.

Auf der Heimfahrt grinste ich immer noch. Versaute Witze! Es waren oft einfach die besten. Hing davon ab, wer sie erzählte und wer darauf reagierte. Ich war vierundfünfzig Jahre alt, mochte Witze sehr und kannte viele, aber noch nie hatte ich mich jedenfalls so unversaut gefühlt beim Erzählen versauter Witze.

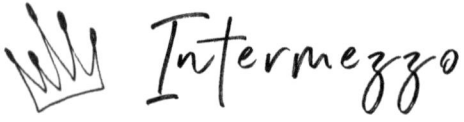

Intermezzo

Sub-Ängste

Am Morgen nach dem Stammtisch wusste ich plötzlich, was ich tun würde. Es war ganz einfach. Es war meistens ganz einfach, wenn man mit einer Sache durch war.

Rolf lachte eben noch über den Viagra-Witz, als ich unvermittelt in den Herrinnen-Modus schaltete.

„Sub!" Rolf war erst verwirrt, dann kapierte er.

„Herrin?"

„Heute Mittag machen wir einen Spaziergang in der Allee."

„Aber ich …"

„Schweig!" Mein Ton ließ keine Frage zu.

„Zu Befehl!"

Wie immer in solchen Momenten fingen Rolfs Augen an zu funkeln.

Und so fanden wir uns in der Pappelallee wieder, die den kleinen Fluss in der Nähe flankierte.

Einige Minuten gingen wir schweigend, wie immer Hand in Hand. Ich spürte Rolfs Anspannung, aber ich ließ ihn zappeln.

Sagte er nicht immer, er zog Zappeln der Erfüllung vor? Dann … bitteschön.

Endlich erlöste ich ihn: „Es geht um *topping from the bottom*."

Rolf schluckte und sagte nichts. Er wusste, was es bedeutete, ich hatte ihm die Seiten im Netz gezeigt, in der Hoffnung, er würde verstehen. Was es war, hatte er verstanden, ebenso wie ich. Aber ebenso wenig wie ich wusste er bislang, warum Subs so was taten.

„Ich bin draufgekommen, wo das Problem liegt."

Rolf blieb stehen und wandte sich mir interessiert zu. „Wirklich? Und wo?"

„Schau, eigentlich ist es logisch: Subs waren meist mit ihrer Neigung, die sie selbst verwirrte, allein. So wie du. Nun kommt da tatsächlich eine Frau, die offen ist für eine Beziehung dieser Art, und er ist happy, dass so was möglich ist. Aber ohne, dass es ihm bewusst ist, ergreift die Angst von ihm Besitz, die Herrin könnte wieder verschwinden. Wenn dann mal eine Phase eintritt, in der es wenig Herrin gibt, beginnt der Sub, aus dieser Angst heraus, zu überlegen, was er tun kann, damit seine Partnerin dran erinnert wird, das Herrin-Sein nicht zu vergessen. Er fängt an, von unten zu toppen."

Rolf nickte nachdenklich.

„Das erzeugt Widerstand, meist unbewusst. Und an dieser Stelle wird es für Ladys anstrengend. Und der Sub läuft Gefahr, gerade dadurch das herbeizuziehen, was er am meisten fürchtet."

Rolf setzte zu einer Entgegnung an, doch dann schwieg er und ich fuhr fort: „Was ich dir jetzt sage, meine ich ganz ernst. Hör gut zu: Du brauchst niemals Angst haben, dass sich die Herrin wieder aus deinem Leben verabschiedet."

Rolf riss überrascht die Augen auf, sagte aber nichts.

„Ich kenne Stino-Beziehung, und weiß mit Sicherheit, dass ich so was nie wieder will", sagte ich mit Nachdruck. „Ich möchte auf die Annehmlichkeiten der FLR nicht verzichten, bin aber gleichzeitig auch bereit, das meine dazu zu tun. Denn nicht nur hast du Anteil am Gelingen, sondern gleichermaßen auch ich. Sollte es eine Phase geben, in der die Herrin mal einige Zeit nicht so so spürbar ist, dann ist es genau das: eine Phase. Mehr nicht. Du brauchst also nichts zu tun, um zu verhindern, dass die Herrin entschwindet. Verstehst du? Das wird sie nicht. Darüber hinaus: Wenn es der Herrin beliebt, für einige Zeit abwesend zu sein, hast du das zu akzeptieren. Verstanden?"

Ein Strahlen breitete sich in Rolfs Gesicht aus. „Zu Befehl, Herrin!"

Mehr zu sagen war nicht nötig.

Der Rest des Spaziergangs war von heiterer Leichtigkeit.

Wir wussten beide, dass das eben von großer Wichtigkeit gewesen war. Etwas hatte sich verändert.

Und Rolf schaffte es tatsächlich, loszulassen. Es gelang ihm, einfach zu vertrauen.

Und so geschah, was ich mir immer gewünscht hatte: Immer häufiger machte es mir einfach Spaß, mit der Herrin-Energie zu spielen. Und mehr und mehr entwickelte sich ein Gespür dafür, was diese Energie eigentlich war.

Erst jetzt wurde mir bewusst, dass ich oft genug Rolfs Wünsche bedient hatte, weil ich den Unterschied nicht kannte.

Und dasselbe, was sich damals als *irgendwie nicht richtig* angefühlt hatte, weil es aus diesen Beweggründen geschehen war, war heute richtig, weil es aus mir kam.

Und jetzt konnte ich hinschauen und sehen, dass beides in Ordnung war. Das eine, weil es einfach eine Station auf dem FLR-Weg war und das andere sowieso.

Nur weil ich das eine kennengelernt hatte, konnte ich mir des anderen bewusst werden.

Was für ein interessanter und aufregender Weg.

Kapitel 18

For Ladys only

Im Newsletter der Boutique Érotique, der mir in regelmäßigen Abständen ins Postfach flatterte, wurde unter anderem ein Abend für Ladys angekündigt. Wow!

Eine Sexualtherapeutin und Inhaberin des BDSM-Studios *Salon Excentric* wollte etwas zu BDSM, Ideen, Praktiken und Sessions erzählen.

Im Prinzip war ja nicht genau das unser Spielfeld, dennoch beschloss ich hinzugehen. Denn zumindest was Sessions, Ideen und Praktiken betraf, schadete es ja nicht, sich Anregungen zu holen.

Außerdem interessierte es mich, einmal eine Lady kennenzulernen, die in diesem Bereich tätig war. Ob sie in Lack, Leder und Peitsche auftrat? Oder mit Maske? Oder ganz normal? Ich vermutete, dass meine Vorstellungen sehr einseitig waren. Umso besser! Ich ließ mich gern korrigieren.

Rolf sagte ich nicht, wo ich hin wollte. Ich informierte ihn lediglich über meine Abwesenheit.

Er zog fragend die Augenbrauen hoch, als aber keine Erklärung kam, nickte er. „Die Herrin geht, wohin es ihr beliebt", sagte er schließlich.

„Du sagst es, mein Sub", antwortete ich königlich und verließ beschwingt das Haus.

Ich war eine der ersten, was zu empfehlen war, denn ich saß ungern zwei Stunden auf einer Bierbank. So konnte ich mir ganz vorn einen bequemen Sessel ergattern und wusste, dass ich den Abend genießen würde. Ich war sehr überrascht zu sehen, dass schließlich zwischen 60 und 70 Frauen gekommen waren. Das war viel, und wäre der Laden größer gewesen, wären es sicherlich noch mehr gewesen.

Von einer BDSM-Herrin, wie ich sie mir vorstellte, war allerdings nichts zu sehen. Ich unterhielt mich mit einer Frau, die direkt neben mir saß. Sie war sehr attraktiv, trug ein rotes enges Kleid und schwarze High Heels. Die blonden Haare waren zu einer hübschen schlichten Hochsteckfrisur geschlungen. Sie konnte ebenso 35 Jahre alt sein wie 45.

Irgendwann im Verlauf des Gesprächs ließ ich den Begriff FLR fallen.

„Was ist das?", fragte sie.

Ich wollte eben antworten, als eine der beiden Damen Blum aufs Podest stieg und die Versammlung begrüßte. Ich freute mich immer, wenn ich sie sah. Sie war bestimmt den 50 näher als den 40, trug ein ungemein erotisches schwarzes Kleid mit raffiniertem Ausschnitt, rote High Heels, und die Haare hatte sie mit einem knallroten Blütenkamm hochgesteckt.

Sie erzählte einiges über den Laden, über die Veranstaltungen und darüber, wie sehr sie sich darüber freute, heute Lady Leona begrüßen zu dürfen. Irgendwie erwartete ich, dass jetzt eine lederverhüllte Dame mit Maske und hüfthohen Stiletto-Stiefeln hinter dem Vorhang des kleinen Spiegelkabinetts hervorschritt, in dem man Masken und diverse Kleidung anprobieren konnte.

Nichts dergleichen geschah.

Stattdessen erhob sich die Frau, mit der ich mich unterhalten hatte und erklomm das Podium. Ich gebe zu, dass meine Gesichtszüge für Sekunden entgleisten.

Das war eine Domina?

Und plötzlich war ich sehr gespannt. Entweder war ich bislang auf dem falschen Dampfer, oder Dominas hatten eine Seite, von der ich bisher nichts wusste.

Lady Leona begann zu erzählen, und die Welt versank um mich.

Zuerst einmal erfuhr ich, dass der Begriff *Domina* inzwischen nicht mehr gebräuchlich war. Man sprach von einer BDSM-Lady und nicht von einem Domina-Studio, sondern von einem Erotik-Studio.

Ihre Spezialität neben den üblichen Sessions im Studio war es, mit Männern Sessions im öffentlichen Raum zu machen. Und was sie da erzählte, unterschied sich nicht so sehr von unseren Sessions im öffentlichen Raum.

Die Brennnesselsession und die Elefanten-Slip-Session hätten durchaus in ihr Programm gepasst.

Sie sprach von Achtsamkeit und Zuwendung, von der Wichtigkeit, nicht zu demütigen, von der Erfüllung geheimster Wünsche, und allem zugrunde lag der Caring Aspekt.

Ich war völlig geflasht. Die Lady agierte nach dem FLR-Prinzip. Der einzige Unterschied war, dass sie dafür bezahlt wurde.

Was mich allerdings wunderte, war, dass sie offensichtlich nicht wusste, was FLR war.

Mein Bild von Domina & Co. erfuhr eine radikale Wandlung.

Was ich da hörte, klang eher nach einer therapeutischen Dienstleistung.

Und noch etwas elektrisierte mich.

Man konnte ihr Studio mieten, konnte als Frau einen Schnuppertag machen oder auch als Paar kommen. So was! Hätte das eine *Domina* in Leder und mit Peitsche angeboten, hätte ich mich gescheut, es in Betracht zu ziehen. Dass man sich dieser Frau anvertrauen konnte, stand außer Frage.

Und als sie schließlich meinte, sie habe die Absicht, einen runden Tisch für Frauen einzurichten zum Austausch in ihrem Studio, wusste ich, dass ich dort hingehen würde.

Auf der Heimfahrt ließ ich das Erlebte noch einmal Revue passieren. Ich war froh, da gewesen zu sein.

Wie immer hörte ich nebenher Musik. Es kamen Schlager, was eigentlich nicht so meinem Geschmack entsprach; ich war eher Klassikfan.

Ich hörte nur mit halbem Ohr hin. Doch plötzlich wurde ich aufmerksam. Eine typische Schlagermelodie, dachte ich, aber der Text passte zum heutigen Abend wie die Faust aufs Auge. Und für den Rest der Heimfahrt hatte ich einen neuen Ohrwurm:

Du schaffst das schon …

Zu Hause angekommen, war alles dunkel. Rolf schlief also schon. Obwohl es sehr spät war, setzte ich mich noch an den PC, um den Song zu suchen. Ich fand ihn wider Erwarten schnell.

Er war nicht schwer zu finden: KLUBBB3 waren drei Sänger, einer davon Florian Silbereisen. Hm! Mit dem hatte ich's eigentlich nicht so. Aber egal, der Text hatte es in sich. Und wenn das kein FLR-Text war, dann wusste ich nicht, was einer sein sollte..

Du schaffst das schon!! Soso! Oh Jungs, so einfach ist das auch nicht. Aber was tut man nicht alles …

Als ich neben Rolf ins Bett schlüpfte, atmete er leise im Tiefschlaf. Wie jeden Abend griff ich nach meinem Eigentum. Ein bettwarmer Schwanz in der Hand war einfach himmlisch.

Kinder haben ihr Schmusetuch, ich meinen Schwanz.

Rolf drehte sich automatisch zu mir und kuschelte sich an mich. Aber er wachte nicht auf. Langsam glitt ich ins Traumland, während der Ohrwurm in meinem Kopf mir zuflüsterte: *Du schaffst das schon.*

⚜ Intermezzo

Problemlösungen

Eines meiner absoluten No-Gos waren Sommersprossen in der Kloschüssel. Es war doch nicht zu viel verlangt, nach der großen Sitzung die Bürste zu benützen, damit der Nachnutzer ohne Ekel können durfte.

Rolf gehörte glücklicherweise zu den Männern, für die es selbstverständlich war, die Geschäfte im Sitzen zu erledigen. Wäre das nicht so gewesen, hätte ich ihm das schnell beigebracht. Zumindest hätte ich ihn in die Gästetoilette verbannt und ihn zur Reinigung verdonnert. Glücklicherweise gab es dieses Erziehungsproblem bei uns nicht. Die Sommersprossen allerdings …

Aus meiner ersten Ehe kannte ich dieses Problem.

„Liebling, würdest du bitte dran denken …“ Oder: „Himmel noch mal. Kannst du denn nie die Klobürste benutzen!“

Und dies wieder und immer wieder. Ohne Erfolg.

Heute hatte ich ein Mittel, so etwas kurz und bündig abzustellen.

„Rolf!“

Im Büro, in dem lautes Rascheln zu hören gewesen war, wurde es schlagartig still.

Dann: „Ja, Herrin?“

Gut! Den Ton hatte ich schon mal getroffen.

„Hierher!“

Schritte auf der Treppe und ein Erneutes: „Ja?“

Er tauchte in der Klotür auf und schaute ganz verdattert auf die ungewohnte Szene.

Ich stand vor der Kloschüssel, die Peitsche in der Hand.

„Was …?", setzte er an, doch ich unterbrach ihn: „Richtig. Was! Was siehst du hier?"

Die Spitze der Peitsche stach anklagend in Richtung hintere Beckenwand. Rolf kam näher, beugte sich vor und richtete sich wieder auf. Sein Gesichtsausdruck wurde genau das, was das Wort sagt – ausdruckslos.

„Ähm!"

„Ha! Mehr fällt dir nicht ein?"

Er räusperte sich und sagte: „Die Herrin braucht nichts mehr zu sagen. Ich habe verstanden."

„Gut! Geht so was?"

„Nein, Herrin, geht gar nicht."

„Und? Wie viel hast du verdient?"

Er runzelte die Brauen und dachte nach. „Ich überlasse der Herrin das Maß", meinte er schließlich.

„Gut so! Auf die Knie!" Gehorsam ließ er sich nieder. Und angesichts der verunzierten Kloschüssel zog ich ihm einige über, die es in sich hatten. Schließlich sagte ich: „So, mein Lieber, du weißt, was du zu tun hast?"

Gehorsam griff er zur Bürste und machte sich ans Werk. Ich verließ das Klo und dachte wie so häufig über die Art unserer Beziehung nach.

Von außen betrachtet, schien diese Aktion völlig verrückt zu sein. Mein Mann war ja schließlich kein unartiges Kind. Nicht eigentlich. Aber er hatte sich so benommen. Und wie oft hörte man von Frauen, die davon erzählten, wie genervt sie waren, ihren Männern immer wieder klarzumachen, dass sie doch bitte dies und das machen oder unterlassen sollten.

„Ich sag es ihm hundertmal und es passiert nichts. Ich frage mich, ob er mir überhaupt zuhört."

Banale Dinge, die aber das Zeug in sich haben, die Beziehung zu belasten. Nicht weil die Männer das nicht tun, sondern weil diese Haltung Missachtung und Gleichgültigkeit zum Ausdruck bringt. Und das hat das Potenzial, eine Beziehung zu untergraben. Bildlich gesprochen war das wie ein kleines Nagetier, das das Fundament einer Beziehung nach und nach durchlöcherte.

Eine FLR hatte den Vorteil, dass sie der Frau ein Instrument in die Hand gab, mit Einverständnis des Partners, wohlgemerkt, solche Dinge kurz, wenn auch nicht schmerzlos, aus der Welt zu schaffen.

Er bekam gespiegelt, dass er sich hier nicht an Abmachungen gehalten hatte. Die Lady ärgerte sich nicht darüber, oder nur kurz und stellte diesen Umstand konsequent ab.

Der Sub musste sich nicht rechtfertigen oder verteidigen, gar in störrischen Rückzug gehen, sondern er holte sich sein Teil ab. Die Lady war in ihrer Kraft geblieben und wandelte den Ärger um in eine kraftvolle Sanktion. Ein Gleichgewicht war wieder hergestellt und die Beziehung blieb unbelastet.

Ich erinnerte mich an das, was Rolf einmal gesagt hatte: „Ich will dir ein guter Partner sein. Es wird mir nicht immer gelingen. Bitte bring mich dann wieder in die Spur. Hilf mir dabei, ein immer besserer Ehemann zu werden."

Würde das irgendwer hören, ohne Ahnung von der Art unserer Beziehung, würde er wahrscheinlich denken: *Wow! Das ist aber ein hoher Anspruch. Und wie will sie das denn schaffen?*

Er wäre wohl sehr erstaunt, wenn er es wüsste: fünfzehn auf den Arsch, und das Problem ist Geschichte.

Kapitel 19

Hotel-Session

Rolfs 55. Geburtstag nahte. Und angeregt durch den Lady-Leona-Vortrag beschloss ich, ihm einen unvergesslichen Abend zu bereiten.

Allerdings konnte ich das nicht allein. Ich brauchte eine Assistentin. Die Einzige, mit der ich mir das vorstellen konnte, war Marga, und ich beschloss mutig, sie zu fragen.

Von: L.v.L@posteo.de
An: Marga.Noname@gmx.net
Betreff: Session

Liebe Marga,
ich habe eine ungewöhnliche Bitte, und wenn das für dich nicht in Frage kommt, sag es ganz offen. Dann muss ich halt umdisponieren. Aber es wäre einfach genial, wenn du dir so was vorstellen könntest ...

Ich beschrieb ihr ausführlich, was ich vorhatte und sandte die Mail voller Spannung ab. Ob sie mitmachen würde?

Von: Marga.Noname@gmx.net
An: L.v.L@posteo.de
Betreff: Re: Session

Hi, Lilith,
das ist ja der Knaller. Ich glaube, die Lady Leona würde ich auch gern mal kennenlernen.

Aber zu deiner Frage: Na klar, mache ich mit. Ich bin gespannt, deinen Rolf kennenzulernen. Der Gedanke, dass er davon keine Ahnung haben wird, weil er mich nicht kennt, ist sehr reizvoll.

Sag mir einfach, wann die Chose steigt, und ich werde zur Stelle sein.

Das entsprechende Outfit habe ich sogar. Volker, das ist meiner einer, steht auf dergleichen und liebt Sessions dieser Art.

Ich freu mich drauf.
LG
Marga

Und so begann der Tag, an dem Rolf fünfundfünzig wurde. Er hatte, ganz gegen seine Gewohnheit, keine größeren Pläne gemacht, weil ich ihn gebeten hatte, das mir zu überlassen.

Fünfer- und Zehnergeburtstage mussten seiner Meinung nach gebührend gefeiert werden. Der Meinung war ich auch, aber diesmal wurde nichts gefeiert, bzw. nicht so, wie Rolf erwartete.

Der Tag fiel auf einen Samstag, ideal für eine große Party. Aber es gab keine Party. Es rief auch niemand an, denn ich hatte Freunde und Bekannte darüber informiert, dass wir gar nicht da waren und das Handy bewusst aus lassen wollten.

Der Tag unterschied sich, abgesehen von meinem Geburtstagskuss, in nichts von anderen Samstagen, und ich merkte, dass Rolf langsam unruhig wurde. Er fragte nicht, denn er wusste, dass die Herrin in Erscheinung treten würde, wenn er nölte, und das, was ihn dann erwartete, war unangenehmer als ein bisschen zu brutzeln.

Gegen 16:00 Uhr verabschiedete ich mich, in der Hand eine große, prallvolle Plastiktüte, mit den Worten: „Ich hab 'nen Termin und weiß nicht, wann ich zurückkomme. Warte nicht auf mich. Und vergiss nicht staubzusaugen, es ist Samstag."

Rolfs Gesicht wurde ausdruckslos. Ich flötete noch ein fröhliches: „Tschühüß, Schatzi!" hinterher und schloss die Haustür hinter mir.

Eine halbe Stunde später betrat ich die Lobby des Waldner Inn. Ich ließ den Blick suchend umherwandern und entdeckte dann Marga an der Bar.

„Hi, Marga, toll, dass es geklappt hat", grüßte ich und schob mich auf den Barhocker neben ihr.

„Hallöchen, du Verrückte", lachte sie vergnügt zwinkernd.

„Ist alles okay?"

„Klar! Ich hab alles dabei und schon geschaut, wo das Zimmer ist."

Ich hatte ihr Stockwerk und Zimmernummer ge-mailt, nachdem ich gebucht hatte. „Und?"

„Sieht ziemlich edel aus."

„Na ja, wenn schon, denn schon."

„Weiß es Rolf schon?"

„Nein, aber jetzt whatsappe ich." Ich nahm das Handy zur Hand und schrieb: „Hiermit ergeht die Aufforderung, dich Punkt 20:00 Uhr im Waldner Inn, 4. Stock, Zimmer 55 einzufinden. Weiteres wird sich dann ergeben."

Dann drückte ich auf Senden. Keine zwei Minuten später kam die Antwort: „Okay, ich werde da sein?????!"

Mehr nicht. Aber spätestens jetzt wusste Rolf, dass sein Geburtstag sehr anders verlaufen würde, als er gedacht hatte. Ich war sicher, dass ihm das nicht miss-fiel – er liebte Überraschungen.

„Wenn der wüsste, was ihn erwartet", lachte ich, „lass uns mal den Salon inspizieren!"

Marga kicherte und folgte mir zur Rezeption, wo ich mir den Schlüssel geben ließ.

Schon der Lift beeindruckte. Polierte Holzpaneele mit eingelassenen Spiegeln und gepolsterten Bänkchen entlang der Wand ließen mich an *Pretty Woman* den-ken. Der Boden war mit einem flauschigen Teppich be-legt. Nur der grinsende Liftboy fehlte. Allerdings fuh-ren wir auch nicht zum Penthouse.

Das war aber auch nicht nötig. Das Zimmer war beeindruckend genug. Eigentlich war es eine klei-ne Suite, denn es gab einen Salon und ein separa-tes Schlafzimmer. Eine geschlossene Tür führte in einen kleinen Schrankraum, und das Bad war eine Wucht: Alles in Mattweiß und Gold, und selbstverständlich hatte die ausladende Badewanne eine Whirlpoolfunktion.

„Wow!", sagte Marga, „na, ich werde direkt neidisch. Das macht mir Lust, eine ebensolche Aktion mit Volker zu veranstalten. Ich hoffe, dass du dann genauso Schürzchen bei Fuß stehen wirst."

Ich lachte. „Na klar. So lange du nicht erwartest, dass ich Striptease mache."

„Das mache ich dann lieber selbst. Aber lass uns kurz durchsprechen, wie wir vorgehen."

Und wir sprachen es durch, unterbrochen von Gelächter und Vorfreude. Wenn der Abend so verlief, wie er geplant war, würde Rolf einen denkwürdigen, nie da gewesenen Geburtstag erleben.

Schließlich verabschiedete sich Marga mit den Worten: „Okay, ich werde in der Lobby warten, bis du mir grünes Licht gibst. Ich lass das Handy auf Empfang. Umziehen tu ich mich im Klo. Ich bin so gespannt."

Ich war auch gespannt. Und während ich mich umkleidete, versuchte ich mir vorzustellen, wie der Abend verlaufen würde, denn planen konnte man viel …

Kurz vor 20:00 Uhr stand ich mitten im Salon der Suite 55 mit dem Gesicht zur Tür und wartete auf Rolfs Klopfen.

Die High Heels drückten, aber für eine gewisse Zeit würde es schon gehen. Von den Schuhen abgesehen, kannte Rolf keins der Accessoires: Ein extra für mich geschneidertes, schwarz-rotes Satinmieder, Satinhandschuhe bis unter die Achseln, ein enger schwarzer, knielanger Lederrock, halterlose, rot-schwarz gemusterte Strümpfe, ein nietenbesetztes schmales Lederhalsband, eine venezianische Federmaske und – nicht zu vergessen – ein sündhaft duftendes Parfüm, das selbst mich erregte. Sonst nichts.

Auf dem Bett lag die rot-schwarze Neunschwänzige bereit, neben der Klatsche und einigen nützlichen Werkzeugen, die man geschickt in einer normalen Plastiktasche transportieren kann.

19:59 Uhr! Rolf war ein extrem pünktlicher Mensch, und ich wusste, dass er jetzt mit Herzklopfen im Lift stand und sich fragte, was ihn erwartete.

Ich war ebenfalls aufgeregt und froh, als pünktlich auf die Minute ein beherztes Klopfen ertönte.

„Herein!"

Die Tür ging auf und Rolf ... blieb erstarrt stehen, ohne sie zu schließen.

„Tür zu!", herrschte ich ihn an, und er beeilte sich zu gehorchen.

„Herrin?", fragte er völlig geflasht, und ich merkte, dass er damit nicht gerechnet hatte. Später würde er mir verraten, dass er dachte, er würde jetzt, wie es in vielen amerikanischen Filmen vorkommt, die Tür öffnen und Freunde und Verwandte würden rufen: „Überraschung!"

Nun, überrascht war er, so überrascht, dass er gar nicht wusste, was er jetzt tun sollte.

„Mehr hast du nicht zu sagen? Auf die Knie!"

Er beeilte sich, dem Befehl Folge zu leisten und ließ

sich auf die Knie nieder. Er schaute mit funkelnden Augen zu mir hoch.

„Küss mir die Schuhe!" Er umfasste die Knöchel und begann, die High Heels mit kleinen genüsslichen Küsschen zu überhäufen.

„Steh auf!"

Rolf gehorchte.

„Mit so einem Sub kann ich nichts anfangen. Zieh dich aus, aber langsam!"

Rolf begann mit einem Zeitlupen-Striptease. Er konnte das, und es machte mir jedes Mal Spaß, dabei zuzusehen.

Schließlich stand er nackt vor mir, und ich konnte feststellen, dass er ebenfalls Vergnügen an der Prozedur hatte. Die Kerle haben es schon schwer, sie verraten sich immer und können nichts dagegen tun.

„Du weißt, weshalb du hier bist?"

„Ich habe Geburtstag, und …!"

„Quatsch! Du bist hier, weil du mal eine ordentliche Erziehungssession brauchst. In letzter Zeit warst du wirklich unartig."

Er schaute mich fragend an.

„Du weißt nicht, was ich meine?"

„Ich bin mir keiner Schuld bewusst, Herrin", sagt er wahrheitsgemäß.

„Umso schlimmer! Aber das ist auch irrelevant. Brauche ich einen Grund für eine Erziehungsmaßnahme?"

„Nein, Herrin!" Rolfs Vergnügen an dem Austausch war groß, und ich hatte einen Riesenspaß, wenn ich mir vorstellte, wie er sich fühlen würde, wenn Marga auftauchte.

„Knie dich vor die Heizung!" Rolf gehorchte, und ich fesselte ihn mit einer Handschelle ans Heizungsrohr. Dann legte ich ihm eine Augenbinde um.

„Weißt du, was jetzt kommt?"

„Nein!"

„Dir ist doch bestimmt kalt."

„Ein wenig, Herrin."

„Dann werde ich dir einheizen." Ich nahm die Klatsche zur Hand und wärmte Rolfs Hinterteil, bis es rosig leuchtete. Dann streifte ich ihm einen schwarzen Tanga über, der mehr enthüllte als verbarg. Es sieht erotischer aus, als zuvor die Nacktheit, zumal die Erektion nicht kleiner geworden war.

„Ist dir warm?"

„Ja Herrin, danke."

„Warte hier, ich habe nebenan zu tun."

Rolf senkte den Kopf, wobei ein kaum wahrnehmbares Lächeln seine Mundwinkel kräuselte. Hätte ich ihn nicht so gut gekannt, wäre es mir gar nicht aufgefallen.

Ich ging ins Bad, wo mein Handy bereitlag und gab Marga das Signal. Dann kehrte ich zurück.

„Ich habe den Zimmerservice bestellt und Champagner geordert."

„Kann ich nicht vorher …"

„Was?", unterbrach ich ihn ungeduldig.

„Nichts." Sein Körper verriet, dass ihn die Möglichkeit erregte, jemand könnte ihn in diesem Zustand sehen.

Es klopfte und eine weibliche Stimme rief: „Zimmerservice! Der Champagner, gnädige Frau!"

„Kommen Sie rein", antwortete ich vergnügt.

Die Tür öffnet esich, Marga kam herein und schloss schnell die Tür. Sie zwinkerte mir zu, stellte ein Tablett mit einer Flasche Champagner und zwei Gläsern auf den Tisch und strich sich das weiße Spitzenschürzchen glatt, das das kurze Schwarze zierte. Auf dem Kopf hatte sie eines dieser Spitzendinger, das mich zum Lachen reizte. Es war das Klischee schlechthin.

„Haben Sie sonst noch einen Wunsch?", fragte sie, ganz Zimmerservice.

„Ja, in der Tat. Würden Sie mir beim Champagner Gesellschaft leisten?"

„Ja, gerne, wenn Sie wollen. Aber was ist mit ihm?"

Rolfs Kopf, der vorher schon ziemlich rot war, nahm einen scharlachroten Ton an.

„Er war unartig und hat keinen Champagner verdient. Er bleibt, wo er ist."

Und wir setzten uns, öffneten die Flasche, schenkten hörbar ein und tranken genüsslich.

Rolf konnte der Szene nur akustisch folgen. An der Stelle hatte ich erwartet, dass sich sein Gemächt auf Rückzug begeben würde, aber nichts dergleichen geschieht. Rolf war nicht wirklich nackt und dennoch nackter, als wäre er nackt.

Marga lächelte mich an und prostete mir zu.

„Sehr gut, der Champagner", sagte ich und zu Rolf gewandt: „Willst du mal kosten?"

„Ja, Herrin!"

Ich ging zu ihm hinüber, legte meinen Mund auf seinen und flößte ihm den Champagner ein.

„Gut?"

„Sehr gut!"

Ich zog Rolf die Augenbinde ab und sagte: „Sag schön: Auf Wiedersehen!"

Rolf schaute Marga fast trotzig an und sagte gehorsam: „Auf Wiedersehen!"

„Auf Wiedersehen, der Herr", antwortete Marga und wandte sich zum Gehen. „Ich wünsche den Herrschaften noch einen angenehmen Aufenthalt in unserem Haus."

Als sie die Tür schloss, zwinkerte sie mir noch einmal verschmitzt zu. Der nächste Stammtisch dürfte interessant werden.

Ich blieb mit Rolf zurück. Er verschlang mich mit Blicken.

„Darf ich etwas sagen, Herrin?"

„Sprich!"

„Hätte die Herrin Lust, geküsst zu werden?"

„Ach, du willst eigentlich sagen: Ich hätte Lust die Herrin zu küssen."

Rolf senkte den Kopf, schielte aber von unten zu mir hoch: „Ja, Herrin!"

„Sonst noch was?"

„Der ergebene Diener hätte auch Lust, die Herrin zu vögeln."

Ich musste mir das Lachen verkneifen. „Soso! Und der Diener meint, er würde zu diesem Vergnügen kommen, ohne dafür zu bezahlen?"

„Der Diener würde mit Freuden alles bezahlen, was nötig wäre, um in den Genuss zu kommen."

„Aha! Und wie viel wäre dieses Vergnügen wert?"

Rolf dachte kurz nach: „Fünfundzwanzig mit der kurzen Gerte?"

„Oh! So viel?"

„So viel!"

Und ich half ihm dabei, sich das ersehnte Vergnügen zu verdienen. Schließlich befreite ich ihn aus seiner misslichen Lage. Und was jetzt kam, liebten wir beide.

Schließlich schliefen wir eng umschlungen ein und kurz, bevor ich abdriftete, flüsterte Rolf mir leise ins Ohr: „Das war der geilste Geburtstag meines Lebens."

„Und der teuerste, mein Schatz! Denn zahlen wirst natürlich du, nicht wahr?"

„Selbstverständlich", murmelte er, „und der Zimmerservice kriegt ein Extra-Trinkgeld ... warum lachst du?"

„Nur so", murmelte ich, „nur so."

Und ich segelte zufrieden ins Traumland.

♕ Intermezzo

Wesen der FLR

Wir saßen wie jedes Mal nach dem Zwiegespräch bei einem Glas Wein zusammen. Ich genoss die relaxte Stille und zuckte zusammen, als Rolf plötzlich sagte: „Ich hab dir ja gesagt, wie unglaublich erregend dein Geburtstagsgeschenk für mich war. Einen meiner geheimsten erotischen Träume hast du damit verwirklicht, obwohl du davon vorher nicht wusstest. Das allein ist schon faszinierend. Aber es gibt etwas, das schöner ist als alle Sessions zusammen."

Jetzt hatte er meine volle Aufmerksamkeit. „Echt? Na, das muss ja was Tolles sein."

„Ja, das ist es auch." Rolf nahm einen Schluck und schaute mich mit lächelnden Augen über den Rand des Glases an, dann hob er es, als wolle er mir zuprosten und stellte es ab. Dann begann er, und seine Stimme zitterte ein wenig dabei: „Ich hatte, wie du weißt, vor dir eine längere Beziehung. Für mich war der Sex damals, zumindest so lange die Beziehung noch stimmte, immer befriedigend gewesen. Heute würden wir sagen, es war Stino-Sex, aber ich war zufrieden damit. Ich kannte nichts anderes. Zwar hatte ich damals schon meine Träume, aber gelebt hatte ich sie nie."

Er machte eine Pause, und ich sah ihm an, dass er in die Vergangenheit blickte. Dann fuhr er fort: „Du weißt selbst, wie der Normal-Sex in Beziehungen funktioniert: falls es überhaupt ein Vorspiel gibt, ist die Sache meist nach zehn oder zwanzig Minuten erledigt, und hinterher gibt es nichts mehr, weil der Kerl abgeschlafft ist und sogar allzu oft einschläft. Wem sag ich's. Du hast es erlebt."

Ich nickte. Ja, das hatte ich. Aber auch ich kannte damals nichts anderes. Und mein Mann sowieso nicht.

„Das einzige, was ich gelernt hatte, war, den Orgasmus so lange wie möglich hinauszuzögern. Männer, die das können, sind schon mal die besseren Liebhaber."

„Ja, sind sie. Aber das allein ist es nicht."

„Ja, das ist es nicht. Aber den aufregendsten und befriedigendsten Weg habe ich in der FLR kennengelernt."

Ich wusste, was jetzt kam und lächelte. „Ich bin ganz Ohr."

Wir prosteten uns noch einmal zu, bevor Rolf fortfuhr: „Der grundsätzliche Unterschied ist, dass meine ganze Sexualität, meine ganze Lust, alles, was damit zusammenhängt, in der Hand meiner Herrin liegt. Sie hat bildlich …", er zwinkerte mir zu, „ und nicht nur bildlich, meinen Schwanz in ihrer Hand."

„Na ja: Hast du den Mann beim Schwanz, hast du ihn ganz."

„Wie wahr, wie wahr." Rolf schenkte nach und fuhr fort. „In der Hand meiner Lady liegt es, mich scharfzumachen und kommen zu lassen, wie es ihr gefällt. Je schärfer er ist, je zärtlicher wird er. Und du beherrschst das Spiel mit der Achterbahn perfekt."

Das war unser Begriff für das erregendste Spiel: Dass ich ihn hochpuschte, bis er fast explodierte und dann wieder *abstürzen* ließ, nur um ihn wieder hochzupuschen. Oder ich ließ ihn, wie er es selbst nannte, zwischen 90 und 97 % hängen. Das war immer ein Spiel mit dem Feuer, denn katapultierte ich ihn auf 98 %, war der point of no return erreicht und er explodierte. Aber selbst dann konnte ich ihm den

Orgasmus noch ruinieren, und das wusste er.

„Ich wundere mich oft, dass da nicht mehr Frauen drauf kommen. Wahrscheinlich lassen sie sich von irgendwelchen BDSM-Bildern abschrecken, anstatt die Männer auf eine so einfache Art auf Spur zu bringen. Doch weiter: Früher hatte ich das selbst in der Hand, in jeder Beziehung. Und trotz Sex mit der Partnerin habe ich das gelegentlich auch genutzt."

„Machen das nicht die meisten Männer?"

„Ich denke schon. Jetzt aber habe ich gar nichts mehr in der Hand."

„Außer bei Klogängen und beim Duschen", ergänzte ich.

„Na ja, ich würde ja sonst total verlernen, wie er sich anfühlt."

„Das brauchst du ja nicht. Es genügt, wenn deine Lady weiß, wie er sich anfühlt", warf ich ein.

Rolf schüttete sich aus vor Lachen.

„Und was die Dauer betrifft, da ist der Unterschied enorm. Früher war meist nach zwanzig Minuten alles vorbei, heute kann das ein bis zwei Stunden dauern. Und dann ist noch nicht sicher, ob ich kommen darf. Es ist ungemein erregend, über Tage am Kochen gehalten zu werden. Und bei der Gelegenheit muss ich dir ein Kompliment machen: Du hast es meisterlich drauf, den Moment zu erspüren, in dem es Zeit ist, mich zu erlösen."

Ich hob das Glas und verneigte mich gespielt hoheitlich. „Hast du nicht noch was vergessen dabei?"

Rolf machte eine kleine Denkpause, dann lachte er und sagte: „Natürlich! Das Entscheidende dabei ist, dass vor allem die Lady auf ihre Kosten kommt, weil sie weiß, dass sie immer genügend Zeit haben wird."

„So ist es. Dann zieh mal ein Fazit."

„Nun, das ist einfach: Die FLR-Erotik ist nicht nur das längere, sondern auch für beide Seiten das deutlich schönere und befriedigendere Spiel. Ich hätte nie gedacht, dass so was möglich ist."

Wir hoben wie auf Kommando unsere Gläser und Rolf sagte: „Auf die FLR."

„Auf die FLR."

Kapitel 20

Stammtisch 3

Auf den nächsten Stammtisch war ich sehr gespannt. Ich kam wie meist etwas zu spät. Donnerstag war nicht der geeignete Tag, um irgendwo pünktlich anzukommen, wenn man mitten ins Gewühl der Stadt musste.

„He, wird Zeit, dass du kommst!", begrüßte mich Karja. „Marga hat uns mit ihren kryptischen Andeutungen schon ganz wuschig gemacht."

Marga grinste mich vergnügt an.

„Na, hat er es überlebt?", fragte sie launig.

„Und wie! Und er hat bereitwillig gezahlt. Er wollte dem Zimmerdienst ein Extratrinkgeld zukommen lassen, aber an der Rezeption erfuhr er, dass kein Zimmerdienst geordert worden war."

Marga schüttete sich aus vor Lachen. „Und? Wie hat er es gelöst?"

Ich holte den Geldbeutel heraus und fischte nach einem 20 Euro-Schein. Ich reichte ihn Marga mit den Worten: „Da, dein Trinkgeld! Er meinte mit einem langen erheiterten Blick auf mich: *Grüß den Zimmerservice von mir und richte aus, dass es mich freuen würde, sie unter anderen Umständen kennenzulernen.* Dann gab er mir den Zwanziger."

Jetzt reichte es Karja: „He, ihr zwei, was soll das. Mir scheint, ihr habt uns etwas zu beichten. Wenn ihr das nicht gleich tut, setz ich mich mit Kim an die Bar. Gell, Kim?"

„Worauf ihr euch verlassen könnt. Unerhört, uns so schmoren zu lassen."

„Holt mal Luft, ihr beiden Tussen! Wir erzählen ja schon!"

Und wir erzählten, was gar nicht so leicht war, denn wir wurden ständig von Zwischenfragen und erheitertem Lachen unterbrochen.

„Ich krieg mich nicht mehr!", kicherte Kim schließlich und wischte sich Lachtränen aus den Augen, „ihr traut euch was."

„Ja, das tun sie", fügte Karja hinzu, „und ich bewundere dich dafür, Lilith. Das ist die heimliche Fantasie vieler Männer. Wenn so was Wirklichkeit wird, ist das großartig. Und ich finde die Idee famos. Wer weiß, vielleicht komme ich auch mal mit einem solchen Anliegen auf dich zu, Marga."

„Ich würde sagen, erst mal ist Lilith dran."

Das launige Geplänkel ging noch einige Minuten weiter, bis Karja plötzlich fragte: „Was hattest du denn alles in deiner Tüte drin, Lilith?"

„Na ja, vor allem den Fummel. Und dann noch einige Spielsachen, von denen ich dachte, ich könnte sie vielleicht brauchen."

„Und?"

„Erst mal die Neunschwänzige. Das ist ein tolles Ding. Mit kurzem Griff und neun Schnüren, geflochten aus schwarzen und roten Lederstreifen. Sie zieht ganz schön."

Karja nickte: „So was habe ich auch, nur nicht schwarz-rot, sondern ganz schwarz. Liegt gut in der Hand und passt in jeden Koffer. Und sonst?"

„Die Klatsche. Hab ich aus der Boutique Érotique. Die funzt ziemlich stark. Und sie würde sogar in eine Handtasche passen. Und dann noch solches Zeug wie Penisring, Wäscheklammern, Peniskäfig und Handschellen. Nicht so viel. Es sollte ja nur für einen Abend sein."

Kim meldete sich zu Wort: „Wenn man euch so hört. Eigentlich wäre all so was nicht nötig, oder? Zumindest wenn es primär um FLR geht. Wir machen so was nicht. Aber wenn ich euch zuhöre … "

Marga wandte sich ihr zu: „Nötig ist gar nichts, Kim. Und wenn ihr beschlossen habt, eure Beziehung ohne so was zu führen, ist das völlig in Ordnung. Ich würde jedoch behaupten, dass ihr da eher die Ausnahme seid. Und wenn man Spaß dran hat oder solche Bedürfnisse da sind, ist es in Ordnung, dies auch zu leben."

„Habt ihr denn gar kein Sexspielzeug", fragte Karja interessiert und Kim sagte lachend: „Na klar haben wir. Bloß halt keine Peitschen und dergleichen. Wir sind doch nicht prüde."

„Und? Was habt ihr so?"

„Dildos zum Beispiel, mit und ohne."

„Mit und ohne was? Erdbeergeschmack?" Gelächter.

„Nein, mit und ohne Vibration. Da haben wir mal was erlebt, das treibt mir heut noch die Schamröte ins Gesicht."

„Oh fein, erzähl!" Karja beugte sich gespannt vor.

„Fein war das nicht. Wir waren auf dem Weg auf die

Kanaren und mussten die obligate Bordgepäckkontrolle durchlaufen. Ich hatte alle metallischen und ähnlichen Gegenstände in die Schale gelegt und war mir sicher, alles herausgetan zu haben, als in den Tiefen meiner großen Handtasche plötzlich ein deutlich hörbares Schnurren ertönte. Es war der Vibrator, der sich zur Unzeit eingeschaltet hatte, vermutlich war ich beim Wühlen an den Knopf gekommen."

Wir bogen uns vor Lachen.

„Ihr habt gut lachen", fuhr Kim fort. „Ich musste vor den neugierigen Blicken der Umstehenden beweisen, dass mitnichten ein Gegenstand zu Terrorzwecken eingeschmuggelt werden sollte. Ich habe den Kontrolleur im Verdacht, dass er genau wusste, was das war und sich einen Spaß machte." Kims Grinsen strafte die ärgerlichen Worte Lügen, und wir lachten erneut.

„Ich hab Wolf kürzlich befohlen, eine künstliche Vagina zu kaufen. Dann hab ich ihm befohlen, sich damit zu vergnügen. Er hätte sich so was nie gekauft, aber wenn die Herrin befiehlt ..."

„Ne, oder?"

„Doch, Lilith! Das ist ein urkomisches Ding. Und es ist immer noch besser, Männer beschäftigen sich mit so was, als sich gegen deren Willen an Frauen ranzumachen.."

„Das stimmt natürlich."

„Und was ist euer Lieblings-Spielzeug?"

Marga streckte wie ein Kind in der Schule: „Ich finde Liebeskugeln geil."

Kim schüttelte sich: „Die mag ich gar nicht. Ich stelle mir immer vor, ich bin irgendwo unter Leuten und die Dinger rutschen unten raus und fallen mir zu Füßen."

Marga schüttelte den Kopf: „Das kann nicht passieren, Kim. Das verhindert die Beckenbodenmuskulatur."

„Das weiß ich. Aber das nützt mir nichts. Die Vorstellung ist stärker. Mein Lieblingsspielzeug ist der Womanizer."

„Da muss ich jetzt passen", unterbrach Karja verwirrt. „Und ich dachte, ich kenne mich aus."

Kim lachte: „Google mal, ich kanns nur empfehlen."

Marga nickte.

Jetzt meldete sich Karja: „Bei mir sind es auch die Liebeskugeln. Erst mal an sich, aber auch zum Beckenbodentraining. Und was ist dein Lieblingsspielzeug, Lilith?"

„Ich liebe vor allem den Willy-Clon."

Verwirrtes Schweigen.

„Den waaaas?", dehnte Marga.

„Den Willy-Clon."

„Und was soll das sein?", fragte Kim interessiert.

„Na ja, ein Clon vom kleinen Rolf. Ein Abdruck vom Gemächt meines Mannes."

Erstaunte Stille.

„Du meinst jetzt aber nicht Gipsbinden und so was, oder?"

„Nein, Marga, das nicht. Obwohl er es damit auch mal probiert hat. Es war sein erstes Weihnachtsgeschenk."

Schallendes Gelächter.

„Es ist nicht sehr effektiv. Ich glaube, kein Mann

kann seine Erektion lang genug halten, wenn sein Schniedel von kalten Gipsbinden umwickelt ist. Das Ergebnis war entsprechend reduziert."

Kim fiel fast vom Sofa vor Lachen.

„Und es gibt eine bessere Methode?", fragte sie gespannt.

„Na klar! *Clon den Willy!* Das ist eine weiche Substanz in einer Röhre, die man anrühren muss, dann brauchst du nur noch einen genügend erigierten Penis, den steckst du rein ... usw. Ihr könnt ja selber schaun. Das Ergebnis ist ein 1:1 Abbild vom Willy deines Liebsten, und er funktioniert. Sehr praktisch, wenn dein Schatz mal unterwegs ist."

Marga lehnte sich zurück und kreuzte die Arme über der Brust.

„Lilith, du überraschst mich immer wieder aufs Neue. Jetzt weiß ich, was wir uns zu Weihnachten wünschen, gell Mädels?"

Kim und Karja nickten lachend.

„Es gibt da aber noch was zu bedenken", wandte ich ein.

Fragend schauten mich die drei an.

„Euer Holder sollte sich ganz genau an die Anleitung halten, sonst könnte es passieren, dass ihr in die Notambulanz müsst, um die seltsame Röhre, in der der Gute feststeckt, wieder abzukriegen."

Jetzt war es mit der Fassung vorbei. Es dauerte einige Zeit, bis das Gelächter verklang.

Schließlich sagte Marga: „Es tut mir leid, meine Lieben, dass ich wieder die Erste sein muss, aber ihr wisst ja: Der nächste Klient kommt bestimmt. Doch ganz zum Schluss erzähle ich euch noch einen Witz. Er ist von Volker. Passt auf: Zwei Freunde unterhalten sich: „Schreit deine Frau eigentlich auch immer so, wenn sie kommt?" – „Nee, meine hat 'nen Schlüssel!"

Unser Gelächter begleitete Marga, die vergnügt dem Ausgang zustrebte. Sie winkte noch einmal mit den Fingern und verschwand. Wir folgten ihr kurz darauf.

Irgendwie wird der Stammtisch immer besser, dachte ich auf der Heimfahrt. Ich hatte die drei lustigen Weiber richtig ins Herz geschlossen.

Intermezzo 👑

Alte Muster

In letzter Zeit war es wirklich gut gelaufen. Rolf war aufgeräumt, ich relaxed und gut drauf, und alles ging mir gut von der Hand.

Deshalb erwischte mich Rolf voll auf dem falschen Fuß, als er mir unverhofft etwas vorwarf, das zwar zutraf, aber etwas war, das zu ändern mir wirklich schwerfiel. Und das wusste er.

Es war nicht seine Art, in meinen Schwachpunkten herumzupopeln, und deshalb verletzte es mich doppelt. Ich zog mich beleidigt in mich selbst zurück und wurde schweigsam.

Später am Tag bekam ich ein Telefongespräch mit und verstand. Alles lief quer, und er hatte große Mühe damit, einem Rechtsanwalt klar zu machen, dass er unrecht hatte.

Das waren Dinge, die ihn immer sehr stressten.

Jetzt konnte ich den Ärger, der so spürbar war und den ich auf mich bezogen hatte, bei ihm lassen. Es hatte nicht eigentlich mit mir zu tun. Warum aber fühlte ich mich so sehr getroffen?

Irgendwann machte es klick! Rolf hatte mich genau bei dem Muster meiner Kindheit erwischt: Ich war nicht brav, Mama ist böse, ich bin schuld. Jetzt bin ich dafür verantwortlich, dass die Mama wieder lieb sein kann, dass es wieder gut wird.

Es ist unglaublich, was unsere Psyche hin und wieder

hochholt. Und die Reaktion der inneren Emigration war in meiner Kindheit der Rettungsanker, der es mir ermöglichte, mit solchen Situationen umzugehen.

Wenn ich in solchen Fällen unbewusst so agierte, wie ich es mir als Kind antrainiert hatte, und nicht wie die Erwachsene, die ich heute war, schaffte ich genau das Klima, das topping from the bottom nährte.

Verrückt.

Eine heitere Leichtigkeit erfüllte mich. Ich ging zu Rolf ins Büro und verkündete: „Mein Lieber! War dein Gestänkere heute Morgen angemessen?"

Er wusste genau, was ich meinte.

„Nein", sagte er sichtlich erleichtert. Er hatte sich ebenfalls nicht wohlgefühlt und wusste, dass die Schräglage jetzt korrigiert würde.

„Gut, dass du das einsiehst. Für den Rest der Woche ziehst du ins Gästezimmer. Und Herrin ist bis dahin nicht. Verstanden?"

„Verstanden!"

„Noch Einwände?"

„Einwände stehen mir nicht zu. Was die Herrin bestimmt, ist immer gut."

„Dann haben wir uns verstanden.."

Ich wandte mich ab und verließ zufrieden den Raum.

Kapitel 22

Lady Leona

Ich befand mich auf der Schnellstraße nach Stuttgart und wunderte mich selbst darüber, dass ich auf dem Weg in ein BDSM-Studio war.

Ganz zu Beginn unserer Beziehung fragte ich Rolf einmal, warum er nicht einmal auch in ein SM-Studio gegangen sei, wenn er sich doch so nach solchen Sessions gesehnt habe.

Er gestand, dass er tatsächlich solche Versuche unternommen hatte. Einmal war es sehr ernüchternd gewesen und die Frau war von dem, was er sich darunter vorgestellt hatte, meilenweit entfernt gewesen. Das zweite Mal hatte ihm ein Schneesturm einen Strich durch die Rechnung gemacht und ein drittes Mal hatte er sich dann verkniffen.

„Und jetzt brauche ich nicht mehr zu suchen", schloss er seinen Bericht, „ich habe nicht mehr das Bedürfnis danach."

Damals beschloss ich, unbedingt mit einer BDSM-Herrin Kontakt aufzunehmen, sollte sich irgendwann einmal eine Gelegenheit ergeben. Dies war geschehen. Ich hatte Lady Leona kennengelernt, und ihr Studio zu finden, war nicht weiter schwer.

Wir machten einen Termin aus, und zum Schluss sagte sie: „Wir werden einfach miteinander reden.

Aber schön wäre natürlich, wenn ich auch eine Session hätte an diesem Nachmittag, dann bekämen Sie ein wenig mehr Einblick."

Nach dem Telefongespräch saß ich da und fragte mich, ob ich richtig gehört hatte. Mit einer SM-Herrin zu reden war das eine, die diversen mehr oder weniger finsteren Gelasse zu sehen, das andere. Aber während einer Session … ähm. Das versprach ein Erlebnis der besonderen Art zu werden.

Die Hausnummer, als ich sie endlich gefunden hatte, gehörte zu einem ganz normalen Wohnhaus. Nichts verriet, dass in einer der Wohnungen Besonderes vor sich ging. Auf mein Klingeln antwortete der Summer, und als ich das Haus betrat, gab mir eine Stimme aus der Tiefe die Richtung vor. Kurz darauf stand ich vor Lady Leona. Sie war diesmal in einen schwarzen, kurzen engen Rock, eine Bluse mit Wasserfallkragen und High Heels gekleidet. Die blonden Haare trug sie offen. Aber egal wie sie gekleidet war, diese Frau hatte eine sehr feine, dezent-erotische Ausstrahlung.

Ich wurde in einen Salon gebeten, einen recht großen Raum mit Sofa-Ecke und gemütlichen Sesseln. Soweit war es ein normales Zimmer, den Rest würde man in gutbürgerlichen Wohnungen vergeblich suchen (oder auch nicht, aber dann nur ganz versteckt): Die eine Wand zierte ein großes Andreaskreuz, eine beeindruckende Gertensammlung steckte in einer großen Bodenvase hinter der Tür. Ein dunkles Bett lud zu Fesselspielen ein und hier und da hingen oder standen Masken herum, die der Fantasie keinen Spielraum ließen. Ich sah zum ersten Mal einen Strafbock, und er war sehr beeindruckend. Die vorherrschende Farbe war schwarz. Ich war froh, dass ich mich wenigstens ein bisschen ladymäßig gestylt hatte. Ich fiel nicht aus dem Rahmen.

Ein wenig erzählte Leona, was sie so tat, dass sie nicht vor Ort wohnte, sondern nur von Mittwoch bis Freitag kam. Sie hatte einen Sklaven, sprach davon, dass ihr der Job Spaß machte und erklärte, dass wir bald in die Küche müssten, weil der Raum gebraucht würde. Dass viel los war, merkte ich. Ständig klingelte es, und ich hörte Frauenstimmen. Ich war verblüfft, denn ich hatte gedacht, Leona würde alleine arbeiten.

Die Küche war klein, eigentlich zu klein. Der Sklave wurde gerufen, da es etwas wegzusaugen gab. Ein großer Mann kam herein, schnappte sich den Staubsauger und machte sich ans Werk. Wir konnten wieder in den Salon, aber auch diesmal nicht für lange, da eine der anderen Damen ihn benötigte. Ich lernte drei von ihnen kennen. Die Namen vergaß ich sofort wieder. Ich war damit beschäftigt, all die Eindrücke zu sortieren.

Da war ich nun in einem BDSM-Studio und fand mich in einer Küche wieder, in der eine Lady sich die Nägel lackierte, die andere die Strümpfe auszog, weil der Kunde, der auf sie wartete, keine Strümpfe mochte. Die Dritte kam eben von einer sechsstündigen Session und war fix und alle.

Ich saß da, konnte nur schauen, erlebte, wie es klingelte, der eine kam, die andere ging, wieder jemand kam, wieder eine verschwand und dazwischen Lady Leona ihrem Sklaven befahl, sich auszuziehen, den

Halsring anzulegen und so schnell wie möglich zu-rückzukommen.

Dann verschwand sie wieder, weil erneut etwas zu regeln war. Inzwischen kam der Sklave zurück, in Slip und Halsring und stellte sich in die Ecke hinter der Tür.

Ich schaute mir das Ganze an und dachte immer wieder: *Hier geht es irgendwie sehr normal zu. Man trifft sich in der Küche, regelt den Ablauf, muss sich ums Waschbecken kümmern und darum, dass alles Notwendige nachgefüllt wird. Es wird drauf geachtet, dass die Gäste duschen, bevor es in den Salon, den Käfig oder wohin auch immer geht.*

Leona kam zurück: „Tut mir leid, heute steppt hier der Bär. So ist es nicht immer, aber du hast es gut er-wischt."

„Gut?"

„Ja, ich habe gleich einen Kunden. Ich werde mich erst ein wenig um ihn kümmern, dann kommt ihr beide dazu", sie wandte sich dabei ihrer Kollegin zu, einer jungen rothaarigen, sehr weiblichen Frau in einem aufregend erotischen Kleid. „Die letzte Viertelstunde mache ich dann alleine weiter."

Ups! Also doch.

Leona verschwand wieder, um zu öffnen. Ihr Kunde war da. Ich hörte eine erfreute Begrüßung und spürte: Da kam jemand, der vertraut war, schon öfter da war und Leona verehrte.

Diese kam in die Küche gehuscht, in der Hand eine langstielige tief violette Calla – ein Verehrer, keine Frage.

„Ich hole euch dann", sagte sie an uns beide gewandt und war schon wieder weg, nicht ohne vorher ihrem Sklaven, der noch immer hinter der Tür in der Ecke stand, zu befehlen: „Stell die Blume ins Wasser, im Schrank ist irgendwo eine Vase."

Der Befehl wurde sofort erfüllt. Jetzt wurde es ruhig und wir unterhielten uns angeregt.

„Machst du diesen Job eigentlich nebenher oder hauptberuflich", fragte ich mein Gegenüber neugierig.

„Inzwischen hauptberuflich", antwortete sie offen. Ich erfuhr, dass sie selbstständig arbeitete und das wie in jedem anderen selbstständigen Job war, was Steuer und dergleichen betraf.

Ich merkte an der Art, wie ich fragte, dass in meinem Kopf immer noch ein bisschen Schablonendenken steckte.

Wird Zeit, dass das mal geklappt hat, mit dem Besuch im Studio, dachte ich. Die beste Methode, aus dem Klischeedenken rauszukommen ist, sich das anzuschauen, wovon man eine vorgefasste Meinung hat.

Auf dem Boden lag ein Paar sündhaft hoher High Heels. Sie waren einfach nur ... wunderschön. Ich habe es nicht mit High Heels, aber die hätte ich gerne fotografiert. Dass ich hier das Handy allerdings in der Tasche lassen sollte, war keine Frage. Ich war gespannt, wem die Schuhe gehörten.

Eine schlanke große Frau kam herein, total sexy mit einem schräggeschnittenen kurzen schwarzen Kleid und schlüpfte tatsächlich in die High Heels.

„Sag mal, kannst du damit denn gehen?", fragte ich fasziniert.

„*Ich* – schon", sagte sie selbstbewusst und goss sich einen Schluck Wasser ein. Und offensichtlich stimmte das. Ich beneidete sie. Nicht, dass ich High Heels für notwendige Accessoires hielt, man konnte gut ohne sie leben, aber wenn man sich so göttlich darin bewegen konnte, war das ein toller Anblick.

Als es klingelte, waren wir wieder zu dritt, denn ein neuer Kunde war da. Wir unterhielten uns über Halsreifen, Autos und Handschellen. Der Sklave stand unbeirrt auf seinem Platz, beteiligte sich jedoch angeregt an der Unterhaltung.

Die Lady, die die sechsstündige Session hinter sich hatte, kam wieder herein. Sie hatte ihren Kunden verabschiedet. Wäre ich ihr auf der Straße begegnet, hätte ich sie am ehesten mit dem Etikett *ganz besonders nette Schwiegermutter* versehen, dass diese jedoch in einem solchen Studio unterwegs sein könnte, auf die Idee wäre ich nie gekommen.

„Sind sechs Stunden nicht etwas lang?", fragte ich sie interessiert. Eine so lange Session konnte ich mir gar nicht vorstellen.

„Oh, ich bin die Spezialistin für lange Sessions. Die können auch schon mal vierundzwanzig Stunden dauern."

„Vierundzwanzig Stunden?" Ich war geschockt. *Wie ging so was denn?*

„Ja, klar." Hier meldete sich der Sklave:

„Ich hatte sogar mal eine Achtundvierzig-Stunden-Session!"

Ich dachte, ich hätte mich verhört. „Aber was bringt das denn?"

„Na ja, am Anfang bist du ganz heiß drauf. Irgendwann denkst du: *Wieso mache ich das eigentlich?* Dann kommt eine Phase, wo du erst genervt bist, dann wütend auf dich und dich fragst: *Warum tue ich mir das überhaupt an?* Schließlich lässt du los, und irgendwann kommt die Euphorie. Unterm Strich kommst du einfach total runter."

Mir fielen die Gespräche mit Rolf ein, als er mir zu erklären versuchte, was ihn an Sessions so reizte und er es nicht konnte. Letztlich lief die Erklärung des Mannes hinter der Tür auf dasselbe hinaus wie das, was ich mit Rolf erfahren hatte: Die Männer kamen auf diese Weise mit sich selbst und ihren Gefühlen in Kontakt, wie sie es alleine nicht gekonnt hätten. Was für eine wertvolle Arbeit in diesem Studio getan wurde!

Das Gespräch drehte sich dann um Automarken und den Vorteil von Elektroautos. Ich vergaß ganz, dass ich in einem BDSM-Studio saß.

Doch plötzlich öffnete sich die Tür und Leona winkte uns. Die Rothaarige und ich erhoben uns und es ging noch ein Stockwerk tiefer in einen weiteren Raum. Ich hatte keine Zeit, allzu viel zu denken, außerdem setzte mein Denken auch aus, als sich die Tür öffnete.

Der Raum war … geschmackvoll, wenn dieses Wort im Zusammenhang mit einem solchen Studio gestattet ist.

Auch hier fehlte nichts. Was ich hin und wieder im Internet gesehen hatte, erinnerte häufig an eine Folterkammer. Davon hatte dieser Raum nichts. Zwar gab es hier auch alles, was nötig werden konnte:

Schlagwerkzeuge verschiedenster Art, Fesseln, Bänder, Handschellen und so weiter, und auch hier herrschte Schwarz vor, aber alles erinnerte mehr an ein Boudoir als an eine Folterwerkstatt.

Wieder die Schablonen, dachte ich. *Offensichtlich kann es auch ganz anders sein.*

Ich hatte gedacht, ich könnte nicht hinschauen. Immerhin hing hier ein nackter Mann in den Seilen, der mich nicht kannte. Aber mit dem Hinschauen hatte ich kein Problem. Ich musste innerlich ein wenig lachen, als mir der Gedanke durch den Kopf schoß: *Na, das ist zu Hause auch nicht viel anders.*

Ob ich mich vorstellen muss?, fragte ich mich, setzte mich schließlich in einen bequemen roten Sessel und hatte so gewissermaßen den Logenplatz.

Zwar sah ich den hübschen Körper, dessen runde Pobacken in leuchtendem Rot erstrahlten, nur von hinten, da er jedoch vor einem Spiegel hing, brauchte ich für die Vorderseite nicht viel Fantasie.

Ich verfolgte das Spiel der beiden Frauen, die Klatsche und Gerte meisterlich führten. Es faszinierte mich, wie sensibel sie erspürten, was ihr Gast wollte, wie sie auf ihn eingingen, ihn erregten und wieder abstürzen ließen. Das Ganze war wie ein liebevoller Tanz, und der Mann strömte über vor lustvoller Dankbarkeit. Die eine ließ ihn den Schmerz spüren, wo er am empfindlichsten war, aber nie so stark, dass er stärker wurde als die Lust. Die andere widmete sich den empfindlichen Brustwarzen, ein Spiel, das mir sehr vertraut war. Und der Mann unter ihren Händen kommentierte alles lustvoll und dankbar.

Ich schaute zu und empfand diese Szene einerseits als erregend, andererseits als sehr berührend. Würde man den Begriff BDSM mit Achtsamkeit, Fürsorge und Zärtlichkeit in Verbindung bringen? Nicht wirklich.

Aber genau das erlebte ich hier. Nicht dass es mich eigentlich überraschte, denn so weit entfernt davon waren meine Erfahrungen mit Rolf ja nicht. Es war eher so etwas wie eine tiefe Freude.

Als Leona uns schließlich hinauswinkte, weil sie die Session alleine zu Ende bringen wollte, verabschiedete ich mich von dem Kunden mit einer leisen Berührung an der Schulter und einem gemurmelten: „Tschüss!"

Ich unterhielt mich anschließend noch etwas in der Küche, und als Leona wieder hereinkam, verabschiedete ich mich auch bald. Ich hatte mit einer Stunde gerechnet, zweieinhalb waren es geworden.

„Du bist immer herzlich willkommen", meinte Leona zum Abschied, „ich würde mich freuen, dich wiederzusehen."

Auf dem Heimweg war ich sehr müde.

Wenn ich schon von dem bisschen so müde werde, dachte ich, *was sollen erst die Ladys sagen?*

Egal, wie man dazu stand, aber BDSM-Herrin zu sein, war ein anstrengender Job. Allerdings, und seit heute verstand ich das ganz neu, konnte es auch ein sehr befriedigender sein.

Einen wesentlichen Unterschied zur FLR-Beziehung gab es jedoch natürlicherweise: Leonas Tätigkeit war eine wertvolle Dienstleistung. Der Kunde kam mit

Wünschen, die ihm erfüllt wurden. Letztlich diente die professionelle Lady dem Kunden. Das war nicht anders denkbar, denn dies war ihr Beruf, von dem sie lebte.

In der FLR-Beziehung, wie Rolf und ich sie lebten, diente er mir, und zwar nicht als Sklave, sondern, wenn man so will, wie ein Ritter, der seine Königin verehrte. Und ich erfüllte ihm seine erotischen Wünsche nur bedingt und nur, wenn ich Lust darauf hatte. Tat ich das, gab es in Bezug auf die Art der Session dann wieder nicht so sehr viele Unterschiede zu dem, was ich bei Leona erlebt hatte.

Natürlich hatte ich nur einen kleinen Ausschnitt zu sehen bekommen, und es gab sicherlich auch Sessions, bei denen es ganz anders zur Sache ging. Aber ich wollte ja nicht das Leben einer BDSM-Herrin ausloten, sondern einfach einmal in Berührung kommen mit einem Bereich, über den die meisten von uns die verrücktesten Vorstellungen haben, ohne jemals selbst damit in Kontakt gekommen zu sein.

Und trotz der Zaungastrolle, die ich innegehabt hatte, nahm ich nicht nur Eindrücke mit, sondern auch hübsche Anregungen für das Spiel mit dem kleinen Rolf.

Das konnte der große Rolf einen Abend später feststellen, als ich ihn auf eine ganz neue Art die Achterbahn hoch- und hinunterjagte.

Er lag schließlich fix und fertig neben mir und murmelte: „Meine Güte! Wegen mir kannst du öfter zu Lady Leona fahren. Das war ja der Hammer!"

„Ja, erst schon", sagte ich süffisant, „aber jetzt nicht mehr."

Rolf fing an zu lachen und fragte dann: „Was für ein tückisches Instrument war das denn? Hast du das von dort mitgebracht?"

„Nein! Es war gar kein Instrument. Nur die Finger und die Nägel."

Ich wedelte mit den Händen vor seiner Nase herum und lächelte fein.

Als wir langsam ins Traumland hinüberglitten, lagen beide Rolfs erschöpft da. Der große neben mir und der kleine in meiner Hand, wie immer.

Und ich schickte eine Reihe dankbarer Gedanken zu Lady Leona, die mir einen Blick in ihr Reich gewährt und mich so freundlich empfangen hatte.

Wir hatten uns nicht zum letzten Mal gesehen.

✒ Intermezzo

E-Book

Ich war vollkommen elektrisiert. Wie so oft hatte ich im Internet gesurft, um Informationen zum Thema zu finden. Das, was ich bislang dazu gefunden hatte, war mehr als dürftig gewesen.

Doch diesmal war es anders. Seit Neuestem gab es ein E-Book von einer Autorin namens Steinhaus – Elisabeth Steinhaus.

Und der Titel des E-Books passte: *FLR – die weiblich geführte Beziehung.*

Möglicherweise war das Buch ja ein Fake und brachte nichts Neues, möglicherweise aber doch. Da ich zu den Kindle-Usern gehörte, war es ein Leichtes, mich in den Besitz des Werkes zu bringen. Und bis auf Weiteres blieb alles stehen und liegen. Ich zog mir den Text am Stück rein, und danach hatte ich erst mal keine Fragen mehr.

Ich wusste natürlich, dass das, was man Definition nennen konnte, nichts Allgemeingültiges war. Jeder musste die Antworten für sich selbst finden, und wahrscheinlich gab es viele, die nach der Lektüre nicht wirklich zufrieden waren. Ich aber war es, auf jeden Fall.

Da schrieb eine Frau, die seit Jahren in einer FLR lebte, was sie für sich herausgefunden hatte. Und was sie sagte, passte absolut zu meinem Gefühl. Alle Definitionsversuche bislang passten mit dem Gefühl, das ich in Bezug auf FLR hatte, nicht zusammen.

Das hier passte. Schon der erste Satz war so was von

wahr: *Das Thema FLR ist nicht griffig.* Wenn das nicht stimmte, stimmte nichts.

Was steckt hinter dem Begriff FLR, wie ist er definiert?

Ja, wie, bitte?

Ein Beziehungsmodell? Eine sexuelle Vorliebe? Ein Life-style? Eine sadomasochistische Spielart?

Die Autorin nahm *für sich* in Anspruch, den Begriff FLR definiert zu haben. Mehr konnte man nicht tun. Man konnte es immer nur für sich definieren. Jeder war frei, sich dieser Definition anzuschließen oder eben nicht. Für mich jedenfalls stimmte, was ich da las. Es war wie ein Echo auf das, was ich immer gespürt hatte und nun konkret vor Augen hatte. Das allein war schon aufregend.

Zunächst einmal ist die Übersetzung von FLR eine Weiblich geführte Beziehung. Es geht also um Beziehungsmodelle, in denen die Frau das Sagen hat.

Darüber herrschte Konsens. Was mich total flashte, war dieser Satz: *Da eine Beziehung in der Regel auf Dauer ausgelegt ist, fällt die Einsortierung in eine sexuelle Spielart per se weg.*
Meine Worte, hier bestätigt. Wow!
Sie schloss als Definitionsgrundlage *eine Unterkategorie des BDSM* ebenfalls aus, was logisch war, denn *es gibt weiblich geführte Beziehungen, die einfach deshalb weiblich geführt sind, weil der weibliche Part alle wichtigen Entscheidungen in der Partnerschaft trifft.*

Damit wären wir bei Kim. Ich musste lächeln. Ich würde ihr die Lektüre empfehlen, ebenso wie den beiden anderen. Das konnte Pepp in unsere Runde bringen.

Nach Steinhaus war FLR zunächst mal ein *Beziehungsmodell*. Genau das. Nicht mehr und nicht weniger.

> *Allerdings es eine besondere Beziehung, in der der bestimmende Faktor der Frau eine tragende Rolle spielt und einige Aspekte zu einer besonderen Würze beitragen.*
>
> *Diese Aspekte sind übrigens von zentraler Bedeutung, da ohne sie die FLR einfach nur eine Beziehung ist, „in der sie die Hosen anhat."*

Genau so!

Denn eines war klar: Unsere Beziehung war von einem Pantoffelverhältnis etwa so weit entfernt wie der Erdmittelpunkt vom Gipfel des Kilimandscharo.

Gespannt las ich weiter:

> *Eine weiblich geführte Beziehung ist ein Modell des Zusammenlebens zwischen Mann und Frau, bei dem die partnerschaftliche Richtung von der Frau vorgegeben wird.*

Soweit waren wir schon. Doch weiter:

> *Gleichzeitig gibt es einige Elemente, die der Beziehung eine besondere Würze geben, die sich auf das Zusammenleben, das Sexualleben und das Machtverhältnis beider Partner auswirken.*

Die für mich zentralen Elemente werden noch einzeln behandelt.

Für den Rest des Abends tauchte ich ab. Ich fand alles, was ich immer gefühlt hatte, aber nie so richtig präzisieren konnte. Sicherlich würde es Leute geben, die mit der Autorin nicht so ganz einig waren. Für mich aber passte es total.

Und im Fazit fasste die Autorin noch einmal Wesentliches zusammen:

Eine weiblich geführte Beziehung, die Elemente wie Spanking, Keuschhaltung und Tease and Denial beinhaltet, kann sehr spannend und erfüllend sein, im Vordergrund sollte jedoch stets der Beziehungsgedanke stehen. Keine Frau hat Lust vierundzwangzig Stunden am Tag dominant und bestimmend zu sein.

Wie wahr!

Eine Partnerschaft charakterisiert auch, dass man gemeinsam Verantwortung für das gemeinsame Leben übernimmt, die Frau hat eben bei dieser besonderen Beziehung ein paar Kontrollaufgaben inne, der Mann ist dagegen mehr ins operative Geschäft eingebunden.

Aber … Jeder muss sich Gedanken machen, Beziehungen entwickeln sich, es gibt Aufs und Abs.

Ja, wirklich! Davon konnte ich ein Lied singen.

Eine gute und wirklich funktionierende weiblich geführte Beziehung wird in den seltensten Fällen ins Extreme abrutschen.

Das dachte ich auch. Das hatte damit zu tun, dass in einer solchen Beziehung per se schon das Bewusstsein größer war, dass Beziehung gestaltet werden wollte und grundsätzlich daher mehr Achtsamkeit und gegenseitige Fürsorge existierte.

Wohldosiert, und wenn man mit Herz und Verstand bei der Sache ist, halte ich die weiblich geführte Beziehung für eines der erfülltesten und sexuell befriedigendsten Beziehungsmodelle überhaupt.

Dieser Meinung war ich auch, oder besser: Das zeigte meine Erfahrung auch.

Es war kein langer Text, das war auch nicht nötig. Aber er hatte es in sich. Zumindest für mich.

Zum ersten Mal in all der Zeit hatte ich das Gefühl, angekommen zu sein.

Ich zitierte Rolf nach oben und las ihm das Ganze noch mal vor. Er lächelte: „Na, das ist es jetzt erst mal, nicht?"

„Ja! Und es gibt dabei nicht: Ich hab recht, du hast recht, sondern irgendwie hat da alles seinen Platz. Es erinnert mich ein bisschen an Mary Poppins, die mit den Fingern schnippt und alles ist plötzlich dort, wohin es gehört."

Genauso fühlte es sich an. Ich war am Ziel meiner Suche nach dem Wie und Was von FLR.

Wie schön!

Kapitel 23

Weibliche Ejakulation?

Bei einem Besuch bei den beiden *Boutique Érotique*-Damen entdeckte ich ein Buch, dessen Titel mich elektrisierte:

Kunyaza – Multiple Orgasmen und weibliche Ejakulation mit afrikanischer Liebeskunst

Kunyaza, was auch immer das hieß, hatte ich noch nie gehört. Multiple Orgasmen waren mir ein Begriff, spätestens seit der Lektüre des Tantra-Buches, und unter afrikanischer Liebeskunst konnte ich mir so nebulös gerade noch was vorstellen.

Weibliche Ejakulation war mir mehr als vertraut, denn ich gehörte zu den Frauen, die das aus eigener Erfahrung kannten; andererseits hatte ich viele Fragen zum Thema, weil mir bisher niemand hatte genauer erklären können, was es damit auf sich hatte.

Natürlich hatte ich gegoogelt, wie man das heutzutage so macht, aber selbst im Netz gab es sehr widersprüchliche Aussagen dazu.

Naheliegend war dann, beim nächsten Kontrolltermin nachzufragen, denn wer wüsste dazu mehr zu sagen als Frauenärzte.

Meiner war eine Sie. Ich schätzte sie sehr, denn

sie war einfühlsam und sehr kompetent. Erschüttert musste ich jedoch zur Kenntnis nehmen, dass die Gute wohl noch nichts davon gehört hatte.

„Frauen ejakulieren nicht. Es gibt eine erhöhte Sekretion, aber Ejakulieren kann man das nicht nennen."

Häh!?

Na, ich hätte gern mal gesehen, was sie sagte, wenn ich ihr die erhöhte Sekretion hier und sofort um die Ohren spritzte.

Als Rolf so etwas zum ersten Mal miterlebte – ich war die erste seiner Partnerinnen, die ejakulierte – war er völlig geplättet.

„Das darf doch nicht wahr sein", sagte er sehr beeindruckt, „jetzt erobern die Frauen auch noch die letzte männliche Bastion. Und wie! Mein lieber Mann. Dagegen kann kein Mann anstinken."

Wohl wahr.

Gefühlt ging es dabei um plus/minus einem halben bis zu einem Liter, und bei vollem Druck schaffte ich durchaus bis zu zwei Metern. Und das kam definitiv nicht aus der Blase, denn das kriegte ich auch hin, wenn ich eben auf dem Klo gewesen war. Außerdem war es mit Sicherheit kein Urin, denn das hätte man gerochen und gesehen. Es war eine klare, wässrige, völlig geruchsneutrale Flüssigkeit.

Was aber war es? Und woher kam es?

Ich meinte, es wäre dringend nötig, dies mal aufzuklären, denn es gab genügend Frauen, die damit zum Arzt gingen und in der Folge wegen Inkontinenz behandelt wurden.

Und nun stolperte ich unverhofft über dieses Buch.

Ich kaufte es natürlich und eilte damit, wie mit einem Schatz nach Hause.

Dass es fundiert war, setzte ich voraus, denn der Autor war ein afrikanischer Arzt – Dr. Nsekuye Bizimana.

Ich fing an, es erst mal quer zu lesen. Und dann erinnerte ich mich: Vor einiger Zeit gab es eine Fernsehsendung über Sexgewohnheiten in verschiedenen Ländern. Am meisten beeindruckte mich der Teil, der die Autorin nach Zentralafrika führte.

Sie sprach mit Männern und Frauen, einzeln und in Gruppen, und sie sprach auch einfach so mit Leuten auf der Straße.

Ich sehe die Szene vor mir, wo die Frau mit ihrem Kameramann umringt ist von einer Menge Leute, Große, Kleine, Männer und Frauen. Die Menschen sind ganz offen und neugierig und wollen wissen, weshalb sie hier ist.

Sie antwortet ganz ungeniert und offen und ebenso kommen die Leute mit ihr ins Gespräch.

Und ziemlich schnell wird *sie* interviewt. Es kommen Fragen darüber, wie es die Deutschen machen. Und auch das wird offen erklärt.

Schließlich fragt ein Mann: „Und wie kriegen das die Männer mit dem Wasser hin?"

„Mit welchem Wasser?"

„Na, mit dem weiblichen Wasser! Sind sie gut darin?"

Spätestens ab hier folgte ich gebannt, denn ich wusste genau, was hier gemeint war, aber ich sah auch, dass die Autorin nicht wusste, wovon die Rede war.

„Es gibt kein weibliches Wasser bei uns."

Die Leute schauten sich an, schüttelten die Köpfe

und meinten mitleidig, dass dann die Weißen nicht viel vom Liebe-Machen verstünden.

In der Folge machte sich die Frau auf die Suche nach diesem Geheimnis und wurde fündig.

Und jetzt hielt ich dieses Buch in Händen, das sich genau damit beschäftigte. Spannend.

Da beschloss ich, es Rolf zu geben mit dem Befehl, es gründlich zu lesen.

Was für ein Glück, dass er just vor einer Geschäftsreise nach Hamburg stand und vorhatte, mit dem Zug zu fahren.

„Da hast du Zeit dafür", erklärte ich ihm.

„Wie du befiehlst, ich werde es lesen." Und er steckte das Buch in den Koffer. Ich war gespannt, ob es irgendwelche Folgen haben würde und er danach *mehr vom Liebe-Machen* verstand.

Kapitel 24

Stammtisch

Ausnahmsweise war ich heute einmal die Erste. Das Lokal war fast leer, und unsere Ecke nicht besetzt. Ich ließ mich in *meinem* Sessel nieder, bestellte eine Flasche Wasser und träumte vor mich hin.

Rolfs Lektüre hatte zur Folge gehabt, dass er sich plötzlich auf ganz neue Weise mit Klitoris, G-Punkt & Co und diversen ungewohnten Aktivitäten seiner Kronjuwelen beschäftigte.

Seine Experimentierfreude war deutlich gewachsen und in der Folge würden neue ungewohnte Dinge bei uns passieren, die frischen Pepp in unsere sowieso schon sehr lebendige Beziehung bringen würden.

„Also, du machst ein Gesicht, als würdest du, wenn du eine Katze wärst, schnurren wollen!" Mit diesen Worten riss mich Karja aus meinen Träumereien und ließ sich auf ihren Stammplatz fallen. Kim nahm neben ihr Platz.

Ich zuckte kurz zusammen, musste dann aber lachen. Das war typisch Karja.

„Scharf erkannt", lachte ich und winkte vergnügt über den Tisch."

„Und was bringt dich in eine so schnurrige Stimmung?"

„Kunyaza."

„Hä? Was ist das denn?"

„Ich hab ein Buch drüber gelesen: Afrikanische Liebeskunst der besonderen Art."

„Aha, was ist so besonders daran?"

„Die weibliche Ejakulation."

Stille.

„Die waaaas?"

„Weibliche Ejakulation."

„Na, ihr habt ja ein tolles Thema", hörte ich plötzlich Marga hinter mir sagen, und Kim ergänzte: „Weibliche Ejakulation? Bei euch piept's ja!"

„Tut es nicht!" Verblüfft drehte ich mich herum, denn Marga und ich hatten im selben Moment dasselbe gesagt.

Marga schob sich neben Karja auf das Sofa und Kim rutschte hinterher.

„Kommt", sagte Kim völlig irritiert, „was soll das denn sein. Männer ejakulieren, aber Frauen doch nicht."

„Doch das tun sie durchaus", sagte Marga ernst. „Ich habe einige Klientinnen, die genau das tun. Und immer wieder kommt es vor, dass eine erzählt, was für eine Odyssee sie hinter sich hat, wie sie jahrelang wegen vermeintlicher Inkontinenz behandelt wurde, bis sie erfahren hat, dass sie sich eigentlich gratulieren kann, weil sie zu den Frauen gehört, die das können."

„Moment mal! Abgesehen davon, dass ich immer noch nicht weiß, um was es da eigentlich geht", unterbrach Karja leicht ungeduldig, „verstehe ich nicht, weshalb das so toll sein soll."

Marga wandte sich mir lächelnd zu: „Willst du es erklären?"

Und ich erklärte.

„Weil ein Orgasmus mit Ejakulation um ein Vielfaches lustvoller ist als ohne. Und Ejakulation ohne Orgasmus geht gar nicht. Wenn eine Frau ejakuliert, kann der Mann sicher sein, dass sie einen echten Orgasmus hatte."

Kim und Katja schauten von Marga zu mir und zurück.

„Und", fragte Kim vorsichtig, „könnt ihr ... das?"

Marga lächelte und sagte: „Ich? Ja!" Dann schaute sie mich fragend an.

„Ich auch."

Karja wurde nervös: „Ich hab noch nie davon gehört. Kann mir mal wer erklären, wie das funktioniert?"

Marga beugte sich vor. „Nun, man weiß bislang noch nicht wirklich, woher das Ejakulat genau kommt. Einige sagen, aus speziellen Drüsen, andere, aus der Scheidenwand, und die dritten meinen, aus verschiedenen *Quellen*. Bei den Mengen neige ich zur dritten Theorie."

Karja riss die Augen auf. „Mengen? Von welchen Mengen reden wir da, bitteschön?"

Ich fing an zu grinsen und auch Marga schmunzelte, doch dann antwortete sie: „Das kann im Extremfall schon mal ein Liter sein, aber normalerweise würde ich sagen, so plus/minus ein halber Liter."

Die Stille dehnte sich zwischen uns aus und Kim wurde sogar rot.

„Jetzt mach aber mal 'nen Punkt. Ihr verarscht uns! So ist das!"

„Keineswegs!" Marga legte noch einen drauf: „Wenn

entsprechender Druck drauf ist, kann das schon mal ein bis zwei Meter weit spritzen. Das ist sehr beeindruckend."

Karja schüttelte nur noch den Kopf und fragte mich dann mit einer Miene, als hoffte sie, ich würde aufspringen und *April, April* rufen: „Lilith! Sag Marga, dass sie aufhören soll. So ein Schwachsinn!"

„Das kann ich nicht. Sie hat recht. Das Ejakulat ist aber nicht wie bei den Männern. Es ist ganz klar und riecht eigentlich nach nichts. Es trocknet praktisch geruchlos."

„Ihr meint das tatsächlich ernst?" Kim beugte sich jetzt interessiert vor. „Das ist ja der Kracher. Und warum könnt ihr das und wir nicht? Wo lernt man das?"

„Ich hab das nicht gelernt", antwortete ich, „es ist einfach plötzlich passiert. Es ist auch nicht immer gleich. Mal ist es schwächer, mal stärker. Je nachdem, wie gut man loslassen kann. Es funktioniert nur, wenn man völlig loslässt. Aber es ist ein total geiles Gefühl. Es ist sehr schön."

Karja seufzte laut: „Das könnte ich auch gerne, wenn es so ist, wie ihr sagt."

„Du kannst es üben, Karja", sagte Marga. „Jetzt weißt du ja, dass es so was gibt. Übe es einfach."

„Üben! Wie übt man denn … äh … das?" Kim klang ziemlich frustriert.

„Na, das kann sogar ich dir sagen", entgegnete Karja. „So was übt man am besten alleine."

„Allein? Ach so, du meinst …"

„Ja, meine ich. Machs dir gemütlich und dann benutze deine Finger. Oder, Marga?"

„Genau so."

Eine Weile war es still.

„Aber eins solltet ihr nicht vergessen", fügte Marga noch hinzu. „Wenn das nicht klappt, ist das keine Katastrophe. Es gibt erfüllenden Sex mit oder ohne. Macht euch also keinen Kopf. Damit spielen ja, aber nicht verbissen."

„Gut", sagte Karja, „klingt gut."

„Ich fand das jetzt aufregend. Wie seid ihr denn ausgerechnet darauf gekommen?", sagt Kim.

Karja deutete auf mich. „Lilith hat ein Buch darüber, davon hat sie erzählt."

Und ich berichtete, wie ich zu dem Buch gekommen war, wie Rolf es lesen musste auf der Bahnfahrt und was es bislang schon verändert hatte.

Marga schaute mich an und sagte: „Du bist schon eine bemerkenswerte Frau, Lilith, weißt du das?"

Ich musste lachen. „Ja, mir ist, als hätte ich so was schon gehört. Rolf sagt das auch immer mal wieder. Aber, ehrlich, ich finde uns alle bemerkenswert. Wo gibts schon noch mal so einen Stammtisch."

„Da hast du recht", sagte Karja lachend und hob ihr Glas. „Lasst uns darauf trinken."

„Habt ihr noch so einen Klops auf Lager?", fragte Kim plötzlich und lachte auf eine Weise, die zeigte, dass sie diese Frage für rhetorisch hielt.

Ich lachte ebenfalls. „Jawoll-ja!"

Drei Augenpaare suchten meinen Blick. Karjas Augenbrauen berührten fast den Haaransatz.

„Nicht wahr."

„Doch!"

„Na, dann spuck's aus."

Ich holte den Kindle aus der Tasche und hob ihn hoch.

„Was? Ich hab auch so ein Ding. Aber als Klops würde ich es nicht bezeichnen", ereiferte sich Kim.

Ich musste lachen. „Es geht mehr um ein eBook darin."

Und ich erzählte, was ich entdeckt hatte, zitierte einige Sätze daraus. „Für mich war das eine Entdeckung. Ich bin angekommen. Was die Autorin beschreibt, deckt sich mit meinen Erfahrungen und Wahrnehmungen."

„Gib mal her", forderte Karja, und die drei Grazien auf dem Sofa vertieften sich in die Lektüre.

Schließlich blickte Marga auf und sagte: „Das klingt sehr interessant. Mir scheint, das werde ich mir auch runterziehen", und die beiden anderen nickten.

Wir redeten noch ein wenig über dies und das, bis wir schließlich aufbrachen. Dieser Abend war lang gewesen.

Auf dem Heimweg wunderte ich mich, wie schon so oft, wieder mal darüber, dass in unserer Kultur so wenige Frauen, von Männern ganz zu schweigen, etwas über das für sie so wichtige Thema *Weibliche Ejakulation* wissen.

Intermezzo

Rückblick

Ich saß eines gemütlichen Sonntagmorgens in meinem Stressless-Sessel und wärmte mir die Hände an einem Becher Kaffee. Mein Blick wanderte von den bunten Blüten in den Balkonkästen zu den Vögeln im Futterhäuschen, die sich um ein paar Sonnenblumenkerne zankten.

Eine tiefe Zufriedenheit erfüllte mich. Meine Gedanken wanderten sieben Jahre zurück. Sieben Jahre, in denen sich gefühlt mehr ereignet hatte, als in den siebenundvierzig Jahren davor.

Das war natürlich Quatsch, denn mein Leben war so verlaufen, dass man gut und gerne drei Leben daraus hätte machen können. Vieles war schlimm und schwer. Vieles war gut. Und unterm Strich konnte ich heute sagen:

Siehe, es war sehr gut. Bis hierher. Und ich hatte keine Veranlassung zu denken, es könnte morgen anders werden. Immer natürlich unter Berücksichtigung des Umstands, dass jede Sekunde alles anders werden konnte. Das ist das Wesen des Lebens.

Früher, nach der Scheidung und in langen Jahren des Alleinseins war immer ein Bedauern in mir darüber, dass ich irgendwann würde sagen müssen: „Schade! Eine erfüllte Partnerschaft habe ich nicht erlebt." Es war, als hätte ein Teil von mir gar nicht wirklich gelebt.

Heute dachte ich manchmal daran, dass in dem Moment,

in dem ich mich zu einem Partner bekannte, ich akzeptierte, dass möglicherweise der Augenblick kommen würde, in dem ich ihn verlieren würde. Sofern er vor mir ging. Und so traurig das sein würde, ich könnte im Rückblick sagen: „Es war wunderschön. Ich wurde reich beschenkt und durfte lieben. Ich habe es erlebt."

Und das war ein Unterschied.

Eben kam Rolf herein. Er trug ein Tablett in den Händen mit unserem Frühstück – liebevoll angerichtet. Die Zunge zwischen den Lippen balancierte er das Tablett, stellte es zwischen uns und ließ sich aufatmend in seinem Sessel nieder. Dann blickte er auf.

„Du hast Tränen in den Augen", sagte er bestürzt. „Was hast du? Bist du traurig?"

„Nein, Lieber. Nicht traurig. Nur unverschämt glücklich."

Erstaunt zog er die Brauen hoch. „Und worüber?"

„Über dich, Liebster, über mich, über uns, über alles."

Sein Blick wurde weich und sehr liebevoll. Dann beugte er sich herüber und küsste mir schweigend die Hand.

Er musste nicht sprechen, seine Augen sagten genug.

Kapitel 25

Fazit

Diese Geschichte ist eine wahre Geschichte. Manches wurde bewusst verändert, zum Beispiel Namen von Menschen, die mit diesem Thema möglicherweise Schwierigkeiten haben, um sie nicht vor den Kopf zu stoßen; auch Orte oder Daten. Diese Fakten sind für das Thema im Grunde unwesentlich. Es gibt auch Kapitel darin, die so hätten passieren können und welche, die vielleicht noch passieren werden. Den Frauenstammtisch gibt es nicht, aber es könnte ihn geben und wer weiß, vielleicht gibt es ihn eines Tages.

Noch vor einigen Jahren hätte ich im Traum nicht daran gedacht, dass mir einmal solche Dinge geschehen könnten.

Das ist so, wenn man ein Geschenk, das einem das Leben anbietet, nicht verschmäht, nur weil man Angst vor etwaigem Scheitern oder Verletzungen hat.

Leben heißt immer auch, scheitern zu können oder verletzt zu werden. Das gehört dazu. Versuche ich jedoch, mich lieber nicht zu bewegen, um genau das zu vermeiden, bin ich auf eine fatale Weise schon gescheitert, und ich habe mich selbst verletzt dadurch, dass ich mich so daran hindere zu leben.

Es hat Jahre gedauert, bis ich das verstanden habe. Aber, und das ist die gute Botschaft, es ist nie zu spät.

Sicherlich ist unsere Form der Beziehung nicht für alle geeignet. Aber es ist für alle möglich, sich über Alternativen Gedanken zu machen, wenn es irgendwo in der Beziehung hakt.

Und vielleicht hilft es schon, davon zu lesen, dass es einen Weg gibt, auf dem es funktionieren kann, damit man aufhört, mit dem Misslingen zu hadern und sich aufmacht, neue Wege zu suchen. Denn wenn es für ein Paar möglich ist, kann es für alle möglich sein. Allerdings nicht, wenn man sich hinsetzt und wartet, bis sich von alleine etwas verändert.

Und das ist vielleicht die wichtigste Botschaft dieses Buches:

Eine gelingende Beziehung fällt uns nicht in den Schoß, sie muss erarbeitet werden. Und sie ist nie fertig, sie ist ein Prozess, der bewusst gestaltet werden muss, solange die Beziehung lebt.

Ich kann es mir allerdings an dieser Stelle nicht verkneifen, noch einen kleinen Schlussakkord zu zünden:

Eine sehr gute Freundin, die ebenfalls geschieden ist und die wir in unser Geheimnis einweihten, wurde nach der ersten Überraschung sehr nachdenklich. Schließlich sagte sie mit einem feinen Lächeln: „Also, wenn ich mir das so überlege, hätte ich meinem Mann damals auch öfter mal eins überziehen sollen. Wer weiß, vielleicht wären wir heute noch verheiratet."

Essenz

Dies ist der Versuch, das *Wesen* einer FLR zu erfassen, das, was daran das Besondere ist: Die Frau erkennt, wo ihre Macht liegt und sie ergreift sie. Aber sie nutzt sie nicht zum eigenen Vorteil; sie verzichtet sozusagen darauf und agiert im Sinn von Caring Domination, die immer das *Wir* im Blick hat, niemals allein das *Ich*.

Der Mann verzichtet auf seine Macht und gibt sich freiwillig in die Hände der Frau. Er trägt sie als seine Königin auf Händen, dient ihr und verehrt sie.

Beide finden Erfüllung in einer solchen Partnerschaft.

Es ist eine klassische win/win-Situation.

Natürlich ist das ein Ideal und wie die meisten Ideale wahrscheinlich 1 : 1 nicht zu erreichen. Aber ohne Ideal oder Vorbild fehlt die Richtung, die eine Beziehung verankert, ihr ein Ziel gibt, auf das hin man sich ausrichten kann, im Fall von FLR gemeinsam anstreben kann.

Da Beziehung nie fertig ist und stets neu bedacht und nachjustiert werden sollte, macht es ein solches Ziel einfacher, gemeinsam eine (neue) Richtung anzustreben.

Noch ein paar persönliche Gedanken zu dem komplizierten Mann-Frau-Ding

Unsere Welt ist derzeit völlig chaotisch. Keiner weiß irgendwie noch, wohin das alles führen soll, und bildlich gesprochen rennen alle wie aufgescheuchte Hühner umher und rufen um Hilfe.

Und die Weltlage scheint sich in Beziehungen widerzuspiegeln: Immer mehr Paare rennen auseinander, neue tun sich zusammen, manche sogar vier- oder fünfmal, oder gar noch öfter. Treue ist irgendwie nicht mehr so ganz in.

Männer haben gewissermaßen ihre Rolle verloren. Frauen wollen einerseits Machos, Kerle halt, andererseits sollen sie sanft, gefühlvoll und emotional sein und natürlich weinen können.

Frauen wollen sich anlehnen können, aber auch den Ton angeben und bestimmen, wie etwas läuft. Aber die Verantwortung sollen die Typen zumindest mittragen ...

Historisch war zuerst das Matriarchat da. Dann kam das Patriarchat, das momentan total vor die Wand zu fahren scheint.

Manche Frauen sind der Meinung, jetzt sei ihre Zeit gekommen; ein zweites Matriarchat sozusagen. Auf dieses würde dann wahrscheinlich ein zweites Patriarchat folgen und so weiter.

Das kann's aber nicht sein.

Beide ausschließlichen Wege haben nicht funktioniert.

Vielleicht hat die Menschheit beides gebraucht, um zu kapieren, dass jetzt vielleicht die Zeit für etwas Neues gekommen ist. Denn eines halte ich für unabdingbar:

Es geht nur gemeinsam.

Jetzt geht es darum, dass die Frauen das Zepter ihrer naturgegebenen Kraft ergreifen und den Männern helfen, mit ihren emotionalen und sensiblen Seelenkräften ins Tun zu kommen, damit beide miteinander die neue Richtung einschlagen können, die die Welt voranbringt.

Eine Voraussetzung für Frieden ist das Ende des Geschlechterkampfes.

Und meine Erfahrung hat mir gezeigt, dass eine FLR-Beziehung beiden, dem Mann und der Frau, ein praktikables Instrument in die Hand gibt, in diesem Sinn an der Beziehung zu arbeiten.

Ich weiß von einigen FLR-Paaren, dass es nach früheren gescheiterten Beziehungen plötzlich funktioniert.

O-Ton: „Wir waren noch nie so glücklich."

Und dabei ist es egal, ob es sich um neue Beziehungen handelt oder gar um welche, bei denen die Partner nach Jahren herkömmlicher Partnerschaft eine FLR begonnen haben.

Wenn man den Bereich Sexualität mit einem Haus vergleicht, bewohnen sowohl Frauen als auch Männer offiziell nur einige Räume. Männer ein paar mehr, weil ihnen mehr Geilheit zugestanden wird, weil sie *halt so sind.*

Man sieht ihnen sogar nach, wenn sie, um beim Haus zu bleiben, *Freudenhäuser* aufsuchen. Männer brauchen halt so was. (Ja, ja, nicht alle natürlich. Aber vielleicht ein bisschen doch? Wenn sie es sich erlauben würden?)

Was ein Glück für die Frauen, denn so brauchen sie einige der ganz geheimen, verstaubten und im tiefsten Untergeschoss verborgenen Zimmer ihres Hauses nicht zu öffnen.

Frauen reden oft sehr herablassend und ganz versteckt verachtend über die männliche Geilheit, diesen Trieb, den die Natur den Männern im wahrsten Sinn des Wortes in den Schoß gelegt hat. So sind sie eben. Sie wollen immer das Eine. Männer halt!!

Ich war früher auch gut dabei, wie eingangs beschrieben.

Was aber finden Männer bei Prostituierten, was ihnen die eigene Partnerin nicht geben kann oder geben könnte, aber nicht gibt?

Würden sie Bordellen fernbleiben, wenn sie zu Hause bekämen, was sie in diesen Etablissements suchen? Ob sie es wirklich dort finden, ist die andere Frage.

Das Folgende ist meine persönliche Erfahrung. Vielleicht gibt es dazu ja noch andere Aspekte:

Ich habe schon oft die Erfahrung gemacht, dass Männer sich dafür schämen, dass sie so fixiert sind auf Sex und auch mehr oder weniger geil. Eher mehr.

Und die meisten Frauen bestärken sie darin durch ihre Botschaft, dass sie gerade das unangenehm finden.

Dass diese so ticken, ist, in leider allzu vielen Fällen,

verständlich. Denn es ist erschreckend, wie viele Frauen gerade mit der Geilheit der Männer schlimme und unangenehme Erfahrungen gemacht haben. Soweit, so verständlich.

Das Problem ist, dass es da meist steckenbleibt.

Denn eine ganz wesentliche Ursache für all das lässt sich auch bei den Frauen finden.

In Jahrtausenden haben Frauen daran gearbeitet, so zu werden, wie es vor allem seitens der Kirche erwünscht war: Tugendhaft, treu, aufopfernd, keusch, dem Manne untertan ... Wir kennen es alle. Das Idealbild war die Madonna.

Inzwischen hat sich da einiges geändert, aber es steckt den Frauen immer noch in den Knochen. Und nicht nur ihnen, sondern der ganzen Gesellschaft.

Das führte dazu, dass Frauen im Lauf der Geschichte einen wesentlichen Teil ihrer Lebendigkeit unterdrückt und abgeschnitten haben: Ihre natürliche Sexualität, Sinnlichkeit und – ja, auch Frauen haben sie – Geilheit.

Bildlich gesehen haben sie, um mit archetypischen Begriffen zu sprechen, die *Heilige* in sich überbetont und die *Hure* verkümmern lassen.

So lange das aber geschieht, sind Frauen nicht ganz. Ebenso wenig wie Männer ganz sein können, wenn sie ihre weibliche weiche Seite unterdrücken.

Sobald eine Frau es wagt, die unterdrückte Seite in sich zu befreien, kommt die *Heilige* auf Normalmaß. Beide Anteile stecken in uns allen: *Hure und Heilige* bei den Frauen, geiler Bock und zärtlicher Liebhaber bei den Männern.

Es ist sowieso alles vorhanden. Es kommt nur darauf an, beide Seiten zu beleben.

Dann geschieht dieses Wichtige:

Alles, was da ist, darf sein. Und es ist gut.

Und es könnte folgender Dialog entstehen:

„Kannst du dir vorstellen, mal fremdzugehen?" – „Weshalb? Was könnte ich woanders finden, was ich zu Hause nicht habe? Ich habe alles zu Hause, und viel besser, als ich es irgendwo anders finden könnte."

(Polyamor lebende Paare mal außen vor gelassen.)

Das geschieht, wenn es gelingt, den Mann in seiner Ganzheit zu empfangen, ihn *beim Schwanz* zu nehmen, ihn willkommen zu heißen mit all seinen Geilheiten. Denn er muss sich dann nicht mehr schämen, darf SO sein und weiß, es ist gut so.

Und das kann eine Frau nur dann, wenn es ihr gelingt, die entsprechende Seite in sich zuzulassen, die unterdrückten Anteile in ihr Leben zu integrieren.

Erst dann findet Versöhnung mit den Schatten statt und beide begegnen sich auf gleicher Ebene.

Um zu dem Bild mit dem Haus zurückzukommen:

Wenn all das geschieht, bewohnt man das ganze Haus, sind alle Räume gereinigt, gelüftet und bewohnt.

Und erst dann kann man sich achtungs- und liebevoll in Augenhöhe auf dem Dachgarten begegnen.

Erklärung

BDSM: „Bondage & Discipline / Dominance & Submission / Sadism & Masochism".
caring domination: fürsorgliche Dominanz
D/s: dominant/submissiv
Fetisch: Objekt, das in sexuelle Erregung versetzt
FLR: Female Led Relationship / weiblich geführte Beziehung
Nekrophilie: Sex mit Toten
Pädophilie: Sex mit Kindern
Sodomie: Sex mit Tieren
Spanking (engl. verhauen): Schlagen auf das Gesäß
Stino: stinknormale Beziehung
tease & denial: Erregen und verweigern
topping from the bottom: vom Boden (engl. bottom) aus herrschen

Buchempfehlungen / Netzadressen

Tantra oder Die Kunst der sexuellen Ekstase
ISBN-10: 3442138477
ISBN-13: 978-3442138470

Anne West – Absolut Sex: Wie Sie jeden Mann um den Verstand bringen
ISBN-10: 3426782367
ISBN-13: 978-3426782361

Anne West – Sex für Könner: Die Kunst, Frauen um den Verstand zu bringen
ISBN-10: 3426782227
ISBN-13: 978-3426782224

Elisabeth Steinhaus – FLR – Die weiblich geführte Beziehung
ASIN: B01BVNNMQ8

Elisabeth Steinhaus – FLR – Häufige Fragen zur weiblich geführten Beziehung
ASIN: B01L83YCTW

Female Domination by Elise Sutton (2003-11-16)
Verlag: LULU (1754)
ASIN: B01NAOC1M3

Nsekuye Bizimana – Kunyaza – Multiple Orgasmen und weibliche Ejakulation mit afrikanischer Liebeskunst
ISBN-10: 3939570583
ISBN-13: 978-3939570585

https://minervasjuwelen.blogspot.de/?zx=d6258ed-046501cac

www.minervasforum.de

www.flrsteinhaus.wordpress.com

http://blog.fraublum.de/

http://www.ladyleona.de/

Danksagung

An dieser Stelle möchte ich mich bei all den Menschen bedanken, die mitgeholfen haben, dieses Buch zu vervollkommnen.

Die Helfer *im Hintergrund* sind unabdingbar für das Gelingen.

An erster Stelle danke ich der Liebe meines Lebens, **Rolf**, der nicht nachgelassen hat, mich damit zu *nerven*, dieses Buch endlich zu schreiben. „Weil es sehr wichtig ist."

Danke, mein Liebster!

Ein ganz großer Dank gebührt **Achatz** und **Amélie**, die auf ihrem Blog ihre persönlichen Erfahrungen mit den Menschen teilen, und ohne welche wir unseren Weg nicht auf diese Weise hätten finden können.

Danke, euch beiden wundervollen Menschen.

Nicht vergessen darf ich natürlich, meinen kritischen Feedbackern zu danken. Ohne ihre Bereitschaft, sich des Rohmanuskriptes anzunehmen und ihre Eindrücke zurückzumelden, wäre manches in diesem Buch anders, einiges Wesentliche würde fehlen und manches Unnötige fände sich noch darin. Dies sind:

Rolf, der Kritische, mein Mann, der den Raum dafür geschaffen hat, dass dieses Buch entstehen konnte,

Achatz, der sorgfältige, achtsame Anreger und

Amélie, die Herrin im Hintergrund, die weiß, was passiert, wenn Mary Poppins mit den Fingern schnippt.

Frau Blum, die mit dem Herzen liest und einen wunderbaren Raum geschaffen hat, den man nur weiterempfehlen kann.

Lady Leona, die mir einen Blick in ihr Reich gestattete und mir damit half, alte Vorstellungen über Bord zu werfen.

Ganz großer Dank gebührt den Heinzelmännchen im Hintergrund, ohne die ein gut gestaltetes Buch gar nicht denkbar ist:

Corina Witte-Pflanz, die mit Leidenschaft und Begabung dafür sorgt, dass ein Manuskript ein ansehnliches Gewand bekommt.

Ursula Hahnenberg, die die Arbeit übernommen hat, von der ich immer sage: Eigentlich beginnt die harte Arbeit erst nach dem Schreiben: das Lektorat.

Gabi Schmid, die das Manuskript durch Satz und Innengestaltung zu einem Augenschmaus macht.

Danke für die wundervolle und kreative Zusammenarbeit. Ihr seid ein tolles Team.

Und last but not least danke ich dem Leben, das mich bis hierher geführt hat, an einen Punkt, den zu erreichen ich nicht hoffen durfte, als viele Jahre zuvor die Ärzte meinten, es gäbe mich höchstens noch ein Vierteljahr.

Es gibt mich immer noch und wie!
Danke, Leben, dafür.

Die Autorin

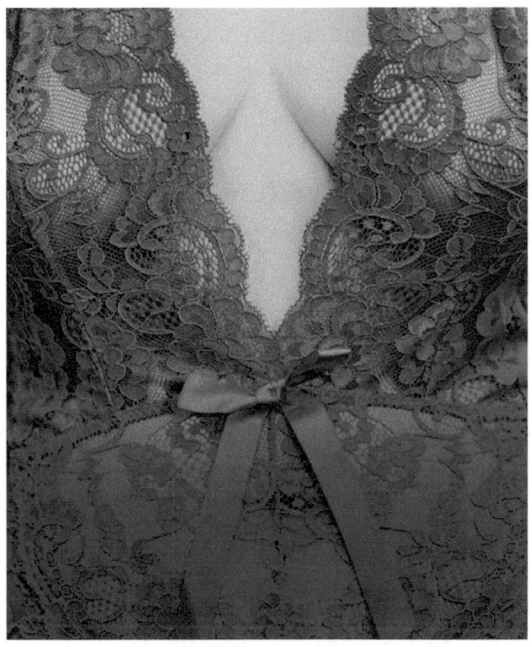

Lilith van Leuwen ist das Pseudonym einer Autorin aus Süddeutschland.

Sie wuchs auf im Spannungsfeld zwischen einer strengen Erziehung, die sich unreflektiert an althergebrachten Regeln orientierte und der Bewegung der 68er die u. a. mit der Idee der antiautoritären Erziehung die verkrusteten Strukturen aufbrach.

Dennoch dauerte es noch Jahre, bis die Autorin durch die Erfahrung einer gescheiterten Ehe und als alleinerziehende Mutter an den Punkt kam, der in diesem Buch geschildert wird.

Sie hat gelernt, das, was war, als Potenzial zu sehen

und als Weg, der sie zu der gemacht hat, die sie heute ist. Es ist gut, wie es ist.

Manchmal wünscht sie sich, sie hätte schon früher gewusst, dass Beziehung ganz anders sein kann. Aber früher hätte sie die Chance darin vielleicht gar nicht erkannt.

Wenn dieses Buch dazu beitragen kann, dass Frauen und Männer durch die Lektüre einen möglichen Weg aus festgefahrenen Beziehungen finden oder auch neue Beziehungen dadurch schon anders beginnen, ist sie zufrieden.

Und selbst, wenn die Leser den geschilderten Weg nicht einschlagen wollen, genügt es vielleicht zu erkennen, dass es immer auch andere Möglichkeiten gibt und dass es sich lohnt, an Beziehung zu arbeiten.

Die vielleicht wichtigste Aussage dieses Buches: Redet miteinander – ganz offen und ehrlich.

L.v.L@posteo.de • www.FLR-LilithvanLeuwen.de